形体

美容技术

主　编　李　娟　刘　琳

副主编　庄听雨　王　茜　李菡婷

东南大学出版社
SOUTHEAST UNIVERSITY PRESS
·南京·

图书在版编目(CIP)数据

形体美容技术 / 李娟,刘琳主编. − − 南京 : 东南
大学出版社,2025. 8. − − ISBN 978-7-5766-2264-5

Ⅰ. R622

中国国家版本馆 CIP 数据核字第 2025MC8544 号

策划编辑:邹 垒 责任编辑:周 娟 责任校对:张万莹 封面设计:余武莉 责任印制:周荣虎

形体美容技术
Xingti Meirong Jishu

主 编:李 娟 刘 琳
出版发行:东南大学出版社
出 版 人:白云飞
社 址:南京市四牌楼 2 号 邮编:210096 电话:025-83793330
网 址:http://www.seupress.com
经 销:全国各地新华书店
排 版:南京布克文化发展有限公司
印 刷:广东虎彩云印刷有限公司
开 本:787 mm×1092 mm 1/16
印 张:12.75
字 数:270 千
版 印 次:2025 年 8 月第 1 版第 1 次印刷
书 号:ISBN 978-7-5766-2264-5
定 价:68.00 元

前 言

　　《形体美容技术》是依据《国家职业教育改革实施方案》要求开发的新形态教材。这种教材编写方式的特点是打破传统教材以理论知识系统化为线索的线性静态编写逻辑，以真实企业项目的工作过程为主线，树立以学习者为中心的教学理念，融入新技术、新规范、新标准，落实以工作任务为导向的教学改革要求。

　　本书内容根据美容美体企业岗位需求分析，结合"美容师"职业标准以及国际美容师职业标准（CIDESCO）和世界技能大赛（WSC）美容项目技术标准对教材内容进行了模块化设计，根据美容企业真实项目的工作流程，进行"模块—项目—工作任务"式三级教学设计，分为 4 个模块、9 个项目、18 个工作任务。选取企业典型工作任务，由易到难递进式培养学生的专业能力，使学生的职业能力与企业需求相适应，从而达到专业人才培养的目标。本书配套在"学银在线"课程平台上创建了"形体美容技术"在线开放课程，配有技术演示视频、微课、教学 PPT、习题集等教学资源，为满足学生个性化学习需要、支持学生自主学习提供了丰富的信息化资源。

　　本书的适用对象是高职医学美容技术、人物形象设计等专业学生。对应美容师职业岗位要求，同时将国际职业标准和世赛标准进行融合，具有创新性、实践性和引领性，对于培养美容高技术技能人才具有示范引领作用。

　　本书由四川国际标榜职业学院组织编写，由李娟、刘琳（企业总经理）担任主编，庄听雨、王茜、李菡婷担任副主编。参编的有陈佳、闵茹、王杰。参与书中插图拍摄制作的有江松、段佳君、李曼、庄听雨、王茜。

目 录

模块 3　体型管理

模块 4　美体商业项目应用

1 课程性质、地位和作用

1.1 课程性质

　　本课程主要面向美容师职业岗位,涵盖了"美容师"国家职业标准各级别的身体护理主要知识和技能标准,同时引入国际美容师职业标准和世界技能大赛美容赛项中的身体护理模块的标准,具有时代性、实践性和引领性。对于培养医学美容高技术技能人才具有示范引领作用。

1.2 课程地位

　　本课程属于医学美容技术专业核心课,基于美容师工作岗位需求,培养能够针对顾客身体实际情况进行科学分析,为顾客提供个性化的问题解决方案并规范实施的高素质技术技能人才。其前置、同期、后置课程如图0-1所示。

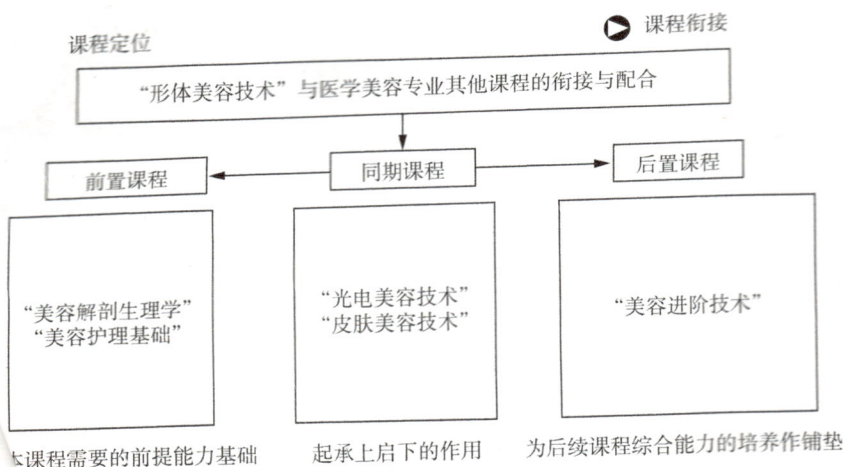

课程定位　　　　　　　　　　　　　　　　　　　　● 课程衔接

"形体美容技术"与医学美容专业其他课程的衔接与配合

前置课程　　←　　同期课程　　→　　后置课程

"美容解剖生理学"　　　"光电美容技术"　　　　"美容进阶技术"
"美容护理基础"　　　　"皮肤美容技术"

本课程需要的前提能力基础　　起承上启下的作用　　为后续课程综合能力的培养作铺垫

图 0-1

1.3 ... 用

......业新技术、新规范、新标准,依据美容行业岗位需求,培养具有三级及以上美容师职业岗位能力的高技术技能人才。主要培养目标如下。

（1）素质目标：培养学生良好的服务意识；使学生具备良好的语言表达及沟通能力；使学生养成吃苦耐劳、细致用心的优良品德。

（2）知识目标：了解形体美容技术的起源、发展及未来趋势；掌握身体皮肤和体型分析的作用及方法；掌握形体美容的各项技术的原理、作用、注意事项、操作禁忌事项及操作方法。

（3）能力目标：具备身体皮肤及体型的分析能力；具备根据身体皮肤及体型分析结果制定皮肤改善方案及体型改善方案的能力；具备实施身体清洁技术的能力（身体表层清洁、深层清洁）；具备规范涂敷身体体膜的能力；具备身体按摩五种基本手法操作的能力；具备制定个性化体型调整方案并具体实施的能力；具备身体新项目设计开发的能力。

2 教材使用方法

本教材以美容美体企业主要开设的服务内容为项目，以企业真实工作任务为载体，让学生通过对若干具体任务的学习和应用，可以了解真实的工作流程，掌握真实的任务完成技术，是一本服务于"以学生为中心"的教育理念的工作手册式新形态教材。具体的学习方法建议如下。

2.1 任务开始阶段

学生可以根据工作任务导入单，了解任务概况、任务要求及完成任务的工作标准等。明确任务后，可以提前对任务活动进行准备，运用本课程配套的在线开放课程平台的信息化学习资源，自主学习任务中的知识点与技能点，提高自主学习能力。

2.2 任务实施阶段

学生要学习根据任务工单中活动实施的具体要求，在教师的指导下按步骤进行训练。美体技术属于过程性成果，技术实施的过程是任务完成的关键。同时，美容技术在实施前对于物品准备、顾客准备、环境准备等都有严格的规范要求。学生应充分使用实施表单，对照要求准备物料，完成技术实施；教师需要在学生操作过程中密切关注学生技术掌握情况，及时评价，以便帮助学生真正掌握所需技能。

2.3 任务结束阶段

　　学生在完成每次工作任务与项目后,需要对自己的完成情况进行反思与改进。同时,对于操作的具体实施,可以使用评价表,对照评价标准,采取自评和他评(教师或同伴使用)的方式对实际操作作出评价。学生可以根据评价结果,明确自己操作的不足环节并加以改进。

模块 1

身体皮肤管理

项目1　身体皮肤常规养护

1.1　工作任务导入

项目1　工作任务书	
顾客基本情况	女性,初次接触身体皮肤养护,对身体问题皮肤养护具体内容并不清楚。顾客皮肤未进行过常规保养,关节部位角质层增多较为明显,手臂外侧有"鸡皮",小腿部皮肤有脱屑
顾客诉求	1. 了解身体养护包含哪些具体项目 2. 体验一次完整的皮肤养护 3. 经过养护后,皮肤触感有所改善
行业企业基本要求	本项目根据顾客的需求,依据美容师国家职业标准和国际美容师职业标准,要求美容师在对顾客身体皮肤进行分析后,选择适宜的产品和技术,对顾客全身皮肤进行清洁、深层清洁、体膜包裹的具体专业操作,以改善皮肤状况,满足顾客需求
工作任务要求	任务要求:明确工作任务书要求,与顾客进行充分沟通,对任务过程所需使用的产品、工具和技术环节进行护理方案制定,并根据方案进行实际操作 任务形式:方案制定、方案实施 建议学时: 工作任务1　身体皮肤分析　　　　　　　　　2学时 工作任务2　身体皮肤清洁与深层清洁　　　　4学时 工作任务3　身体体膜涂敷与包裹　　　　　　4学时
工作标准	1. 美容师国家职业标准(五级) (1) 身体护理基础 (2) 身体护理实施 ① 护理前准备 ② 身体皮肤清洁去角质 ③ 体膜涂抹、包裹与卸除 2. 国际美容师职业标准及世界技能大赛技术标准 (1) 能够进行身体皮肤分析,对皮肤状况进行观察标记 (2) 能够熟练运用皮肤清洁的技术 (3) 能够熟练运用皮肤深层清洁的技术 (4) 能够熟练运用膏状体膜的涂抹技术 (5) 能够熟练运用体膜包裹和卸除的技术

1.2　任务准备

　　课前请同学们两人一组进行任务实施前准备。确定小组成员名单,确定分工顺序,完成线上资源观摩学习任务,填写任务准备单。

小组成员一姓名	顾客姓名	列举出实施工作任务所需准备的材料和用物：
小组成员二姓名	顾客姓名	列举出实施工作任务所需准备的材料和用物：

1.3　知识准备

一、身体护理概述

1. 身体护理的起源与发展

身体护理是指通过各种护理手段，配合"五感（视觉、听觉、嗅觉、味觉、触觉）疗法"，达到养护皮肤、改善体型，促进人体生理、心理和社会协调的目的，从而获得人体健康美的综合性护理。

早在远古时期，人类就已经意识到运用水、泥和某些植物可以养护皮肤，还能使自己的身体更加健美。时至今日，这些天然的物质在美体中仍然被广泛使用。人类的祖先在湖水、泉水中浸泡身体，同时清洁自己的头发和皮肤。他们采用敷泥的方法来保护自己免受日晒和蚊虫的叮咬。他们还不断尝试把不同的植物碾碎涂抹在皮肤上以达到滋润、保护和治疗的效果。随着时间的推移，人类累积了大量的身体护理知识和经验，懂得应用不同的天然成分来应对不同的皮肤和身体状况。

古埃及人很早就开始使用芳香剂、彩色化妆品、按摩油、面霜和身体霜、沐浴产品、脱毛剂以及洗发产品等。古埃及正是以其人民良好的保养意识和善用各种材料来进行美容护理，而成为当时的芳香产业的国际中心。古埃及人引领了早期的美容发展，是因为对其而言，身体护理不光能净化自己，还有着丰富的神话和宗教内涵，通过香薰、沐浴以及化妆品的使用能够使自己和宇宙产生交流，达到平衡。

脱毛法的应用可以使皮肤更加光洁，增加美感。在古罗马时期，去除面部绒毛已经成为一种时尚。在中东地区，糖脱毛法和线脱毛法的使用非常普遍，直到今天，这两种方法仍然被广泛使用。糖脱毛法是在皮肤上涂抹一层黏黏的枣糖或者蜂蜜，将这一层涂抹剂搓掉的同时也搓掉了皮肤上的毛发。线脱毛法是使用一根长线使毛发缠绕其上,然后迅速连根拔起。

"SPA"作为高端美容代名词出现在中国美容市场时,从业人员开始意识到,美容不光需要直接解决顾客的皮肤或体型问题,还需要通过营造环境氛围,尽可能地满足顾客的心理需求。SPA水疗的发展经历了从古代文明到现代社会的演变过程,由单一的医疗疗养发展成为综合性的休闲健康方式,为人们提供身心修复和放松的机会。创设一种场景,带给顾客更多美好的体验,逐渐成为很多SPA馆在设计时的主要关注点。SPA(水疗)的历史可以追溯到古代文明时期,它的发展主要经历如下阶段。古代文明:古希腊、古罗马和古埃及等文明都有使用水疗的记录。在古希腊和古罗马,人们经常光顾温泉浴场,享受热水浸泡、按摩和身体护理。中世纪至现代初期:中世纪,欧洲的修道院成为水疗的中心,修道院里的温泉和矿泉被用于医疗和康复。随着时间的推移,水疗逐渐与草药疗法结合,形成了一种综合性的健康疗法。6世纪,比利时小镇斯帕(Spa)因温泉的医疗价值声名鹊起,欧洲王室纷纷到访,推动其成为首个规模化、商业化的温泉疗养胜地。有学者认为,英文SPA逐渐演变为"水疗"的代名词,正是因为斯帕引领了温泉疗养的新风尚。健康度假胜地的兴起:20世纪中叶至末期,一些欧洲和美国的度假胜地开始将水疗与休闲旅游相结合,发展成为以提供健康、放松和美容服务为主要目标的度假胜地。这些度假胜地提供不同类型的水疗设施,包括温泉浴场、芳香疗法、按摩、汗蒸等。现代SPA时代的到来:20世纪末期到21世纪初期,SPA经历了爆发式的增长,成为全球范围内的热门行业。人们开始将SPA视为减压、健身和美容的综合解决方案。现代SPA拥有各种个性化的水疗项目,如瑜伽、冥想、芳香疗法、皮肤护理、营养咨询等,以满足不同人群的需求。

拓 展 学 习

身体护理概念及作用　　　SPA的定义及五感疗法的应用

2. 身体护理的主要项目

身体护理的目的是采用适宜的护理手段,运用护肤产品和美容仪器美化顾客体型和皮肤,同时,在护理过程中关注顾客的心理状况,起到一定的疗愈作用。身体护理最终的目的是使人体达到生理与心理的协调,实现人体的健康美。现代美容中身体护理所有项目的设计都应遵循健康美的原则,合理合规选择产品和仪器。美容机构开展的身体护理项目主要有以下几种。

(1) 水疗

"水疗",顾名思义是利用水对人体的医疗效果进行护理的方法。水的压力能够促进人体血液和淋巴的循环,水的浮力能够使人体肌肉放松。热水浴能够促进血液循环,加速人体新陈代谢,放松神经,缓解疼痛,镇静安抚助眠。冷水浴能够锻炼人体心肺功能。不同的水因所含物质不同,也能对人体起到不同的作用,如含硫黄的温泉能够治疗皮肤疾病,盐水浴能够消除人体水肿,牛奶浴能够润泽肌肤等。

（2）热疗

"热疗"是使用热力器具或材料使人体局部或全身感受到热度的疗法,能够促进血液循环,松解肌肉紧张,缓解疼痛,促进人体排出汗液。常见的热疗方式主要有蒸气浴、蜡疗、热石疗法、红外灯照射、热力舱等。

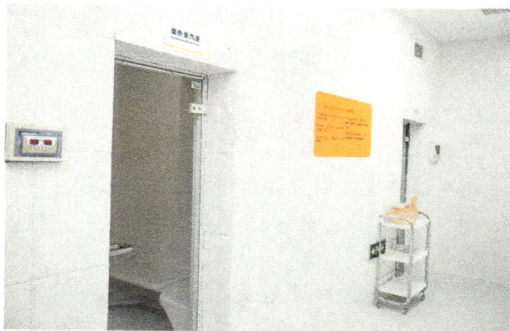

图 1-1　湿蒸房

（3）身体皮肤保养

身体皮肤保养主要采用护肤产品和小器具配合专业手法对身体皮肤进行清洁和深层清洁,减少皮肤角质层过多堆积,给予皮肤更多养分,让皮肤健康光滑。常见的皮肤保养有清洁、全身去角质（深层清洁）、身体体膜涂敷。

（4）按摩

按摩即采用人手或仪器对人体肌肉实施按抚、叩敲、揉捏等手法,促进血液循环,放松神经,消除肌肉紧张,减少局部水肿,增加机体灵活度,消除疲劳。其中人手按摩根据手法的编排特点,典型的按摩种类主要有:中式按摩、瑞典式按摩、泰式按摩及 LOMI LOMI 夏威夷按摩等;机械按摩常使用 G5 按摩仪替代人手按摩,以按摩头代替人手实施多种按摩手法。

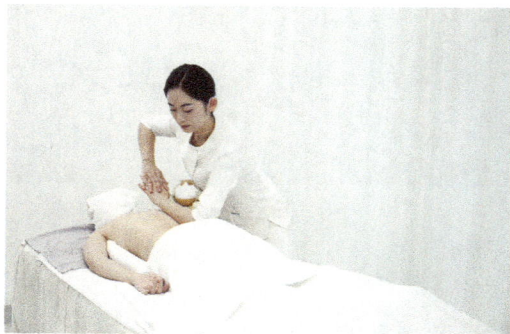

图 1-2　身体按摩

（5）体型塑造与改善

体型塑造即采用特定手法、仪器和护肤产品对体型进行优化改善，调整体姿，改善身体围度，帮助顾客获得良好的体态和曲线。常见的体型护理主要有：减肥塑形、束身包裹、胸部护理、浮肉护理等。

（6）脱毛

生活美容中常采用蜜蜡或糖针对腋下、手臂和腿部的多余毛发进行物理性脱除。院线常用的脱毛方式主要有：暖蜡脱毛、热蜡脱毛、糖脱毛等。

拓展学习

身体护理项目分类和作用及注意事项

3. 身体护理的流程

身体护理操作通常需要按照一定的规范流程进行操作，美体中心会根据主推的商业概念或某种技法对项目进行包装设计，但规范操作往往会遵循如下流程进行，一般为：顾客接待、咨询、身体分析、护理计划制订、护理计划实施、效果评价及档案建立、定期回访。

（1）顾客接待

顾客接待是美容师或咨询师（部分美容美体机构岗位细分设置的岗位）与顾客直接面对面沟通的第一个环节。当顾客步入美体中心后，首先对环境有初步体验和评价，参与接待的工作人员则会直接影响到顾客对门店的专业性、人员素质高低的评价，所以接待环节尤为重要，甚至会影响到后续项目成交的结果。在专业礼仪方面学习的各种接待礼仪要充分应用到此处，既要热情，又要照顾到顾客的情绪，让顾客感觉到舒适自在，为接下来的咨询营造出良好的沟通氛围。

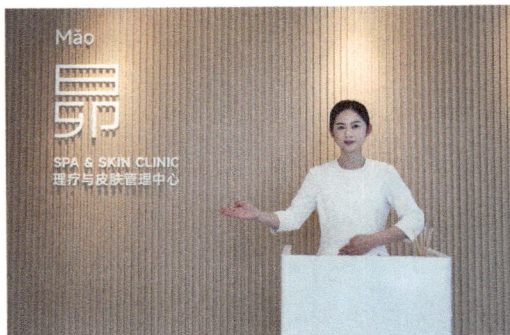

图 1-3　顾客接待

（2）咨询

咨询是与顾客进行沟通的必要环节。咨询可以充分了解到顾客的需求，收集顾客的基本信息,与顾客建立起充分的信任。顾客信息的收集可以帮助美容师判断顾客的基本情况,可以有效避免进行不适宜的操作等,能够为后续制订护理计划提供依据。顾客信息的收集主要包括以下内容:

① 基本资料。指顾客的基本信息,包括姓名、性别、年龄、职业、收入情况等。根据这些信息可以对顾客需求进行初步判断,对顾客预估的项目做到心中有数。

② 健康状况。顾客的健康状况是制订护理计划的重要参考信息,包括既往病史、现病史、目前接受的药物治疗、过敏史、生理期等。这些信息可以帮助美容师在制订护理计划时,根据顾客的健康情况排除某些禁忌操作等。

③ 心理状况。顾客到美容美体中心有一定程度上是为了满足放松解压的需求,尤其是现在,具有心理疗愈作用的疗愈 SPA 的盛行正是迎合现代人生活节奏快,需要在某种特定场所中释放心理压力的需求。顾客的心理状况可以通过交流或某些特定量表进行了解,可以了解顾客对护理的预期,对自身健康、体型及皮肤的关心程度等。

④ 生活习惯。对顾客生活作息、饮食习惯和偏好、运动健身情况、消费习惯和日常护理习惯的了解可以帮助美容师对顾客进行全面了解和分析,以给出专业的饮食、运动、家居护理等建议。

（3）身体分析

身体分析是通过观察、询问、测量、手工评估等方式的综合运用,对顾客形体特征和身体皮肤状况进行综合分析的过程。身体分析可以帮助我们准确判断出顾客的形体情况和身体皮肤情况,可以有针对性地为顾客制订个性化的护理计划。这里所说的身体分析有别于身体分析仪器的身体分析,其内容更加丰富,所分析的状况更多。

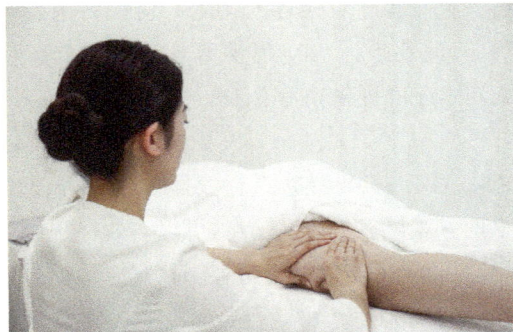

图 1—4　浮肉检测

（4）护理计划制订

护理计划的制订是根据顾客个人的情况就护理目的、护理产品选择、护理技术选择、仪器设备选择、家居护理措施等进行设计,通过制订合理的护理计划,明确护理目的,合理组合各种护理手段,最终使护理结果达到顾客预期。通常在制订完计划后,需要就计划所涉及的目的、过程及预期结果、收费情况与顾客进行良好的沟通。美容师在沟通过程中应体现出自己的专业性,引导顾客树立正确的护理观念,并根据顾客意愿进行适当调整,最终就护理计划与顾客达成一致,在取得顾客认可后,方可进行护理计划的实施。

（5）护理计划实施

美容师根据制订好的护理计划,选择好适宜的产品、材料、仪器设备和技术为顾客进行护理操作的过程即为护理计划实施。通常,美体护理操作一般按照准备工作、清洁、深层清洁、仪器护理、身体按摩、体膜涂敷与包裹、润肤等步骤进行。其中的每一项操作均需要专业的知识和技能作为支撑,也是学习身体护理的重要内容。护理计划的实施是顾客直接体验美容师专业性的关键,也是后续护理的关键,美容师一定要高度重视。

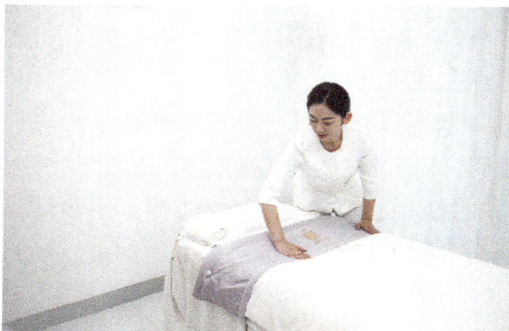

图 1-5　护理床整理

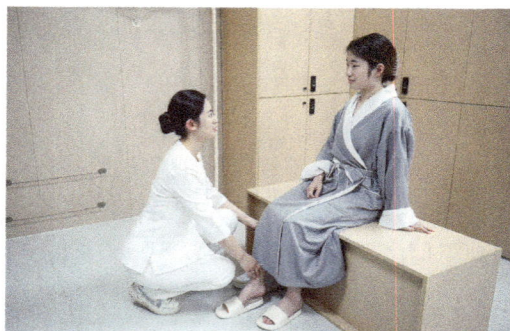

图 1-6　顾客准备

（6）效果评价及档案建立

顾客档案主要包括身体分析表、顾客反馈意见及护理效果评价三个部分。其中身体分析表是在制订护理计划之前由美容师根据收集到的信息进行填写;顾客意见反馈和护理效果评价是在护理结束之后,通过对顾客的询问和对顾客进行再次观察和必要的测量后取得的。身体分析表和护理效果评价应确保真实准确,才能为后续护理改进提供依据,也为最终的护理效果总体评价提供事实依据。

（7）定期回访

定期回访是在护理结束后深入指导顾客进行家居护理以确保护理有效性的最佳手段。同时,通过定期回访可以及时获得顾客的反馈信息,可以有效提醒顾客后续护理按时进行,也可以提升顾客的体验感。定期回访对美容院稳定客源和宣传起着重要的作用。

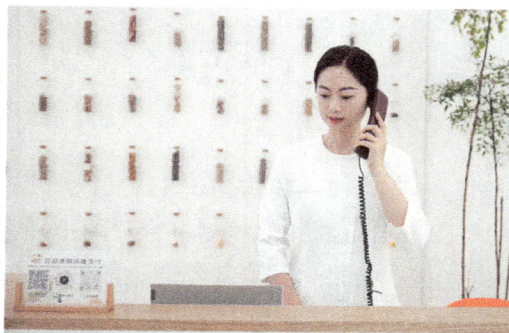

图 1-7　电话回访

二、身体皮肤分析

身体皮肤分析是指通过观察和询问的方法,获得顾客身体皮肤情况的全面信息。它帮助美容师判断顾客身体皮肤状况并为制订合理的护理计划提供客观依据。

对身体皮肤进行分析,最直观最快速的方法是观察法。通常需要美容师有意识地对几个观察点进行观察并在分析表上做好记录和标识。

观察点 1:皮肤油脂分泌量。这是判断皮肤类型的重要观测点,值得注意的是身体皮肤面积大,需要分部位进行判断。通常来讲,四肢的皮肤容易出现偏干或者脱屑现象,而前胸和后背则因为皮脂腺分泌旺盛会显得出油相对较多,更甚者会有痤疮。

观察点 2:皮肤的滋润度。这是根据皮肤的含水量来判断的,皮肤含水量高,皮肤外观就会细腻而光滑,含水量低则容易出现粗糙、脱屑、紧绷的情况。

观察点 3:皮肤毛孔状态。这是辅助判断皮肤出油量的重要观测点。通常油脂分泌旺盛的部位,毛孔就相对粗大一些;皮肤干燥的部位,毛孔相对细小一些。但也有另外一种情况,就是角质层功能紊乱导致的毛孔口堵塞,汗毛长不出来,被圈在里面了。这种情况称为毛囊角化症,俗称"鸡皮"。

观察点 4:皮肤肤色状态。这是判断皮肤颜色深浅是否一致,有没有肤色不均的重要观测点。比如夏季穿衣,暴露在外的皮肤就会因为紫外线照射而变黑,没有暴露的皮肤相对白皙;另一种肤色不均则是因皮肤曾经有创伤或者痤疮,伤好后所形成的色素沉着。这里就需要配合询问的方法来帮助判断。

观察点 5:皮肤特殊情况。比如,皮肤有无感染,有无皮肤病、皮下出血,有无异常凹凸,如痣、疣、毛细血管瘤,有无伸展纹、胎记、疤痕、毛囊角质化、静脉曲张、文身等问题,顾客各个部位如有以上问题,需要在身体分析表对应的位置用符号标注。

拓 展 学 习

身体皮肤分析

三、身体清洁

身体清洁是使用清洁产品和水对皮肤表面进行清洁,可以有效地清除皮肤表面的灰尘和污垢,保持皮肤健康。在美容院中,通常美容师在顾客更衣后,调试好水温和准备好用物后会离开房间,皮肤清洁通常由顾客独自进行。在国际美容师考核过程和世界技能大赛过程中,由于要对美容师展现的专业操作技术进行评价,皮肤清洁是由美容师进行专业操作的。在教学中,皮肤清洁会作为专业技术操作进行教学,清洁的范围包括背部、腹部和四肢。这也是专业学习和实际应用中有所区别的部分。

拓展学习

身体清洁的概念和作用

1. 沐浴的作用

（1）清洁和保护皮肤

汗腺和皮脂腺分别排出汗液和油脂，当它们与空气中的粉尘混合之后会形成污垢，污垢不及时清除会阻塞毛孔，产生异味，影响皮肤新陈代谢。经常清洁身体皮肤，能够促进排汗，活跃皮肤的新陈代谢，有利于老化角质细胞脱落，强化皮肤的呼吸功能，使得皮肤滋润、嫩滑。

（2）舒缓和放松

用热水沐浴，能提高神经系统兴奋性，引起血管扩张，促进血液循环，改善细胞组织的营养状态，同时还能降低肌肉张力，缓解肌肉紧张，利于消除疲劳，加速代谢。

2. 沐浴常用的方法

（1）淋浴

淋浴是现代清洁皮肤最简单便捷的方法，在日常身体皮肤清洁中最为常用。花洒喷出的水对皮肤有一定的机械刺激作用，水温可以促使皮肤血管扩张，加速血液循环，水流的不断冲刷和沐浴产品的使用可以去除皮肤表面的污垢。

（2）泡浴

泡浴是指顾客身体（肩颈之下部位）没于水中的一种浸浴方式，泡浴可以使皮肤表面角质细胞吸水膨胀，在后续实施深层清洁时更易脱落。泡浴时，不同水温可对机体产生不同的作用，泡浴所使用的水加入不同的物质后也会产生不同的效果。一般来讲，泡浴时间不宜过长（通常以 20 分钟为宜），过长时间泡浴会导致皮肤出现脱水而产生皱褶；泡浴水温不宜过高，过高的水温会加速皮肤水分脱失，会加重心脏负担。泡浴时机体会受到水温、水压和浮力等作用，所以科学地应用泡浴对人体具有一定的调理作用。根据加入物质的不同，泡浴又可细分为：

① 牛奶浴。在泡浴水中加入适量牛奶，牛奶中所含的营养成分可以滋养皮肤、防止皮肤干燥。经过牛奶浴泡浴之后的皮肤会有细腻柔滑的触感。

② 海盐浴。在泡浴水中加入适量海盐，充分搅拌使其溶于水中。海盐具有消毒杀菌、消除水肿、防止皮肤发痒干燥等功效。

③ 酒浴。在泡浴水中加入 500 毫升黄酒或米酒搅匀。酒浴具有消毒杀菌、强健肌肤、舒筋活络、促进血液循环的作用。

④ 精油浴。在泡浴水中滴入经稀释后的天然植物精油或者将调配好的复方精油直

接涂抹于皮肤再进行泡浴。精油分子易于透过皮肤进入人体,通过血液循环进入内环境。精油根据不同配方组合,具有镇静、振奋、疗愈情志以及滋润皮肤的作用。

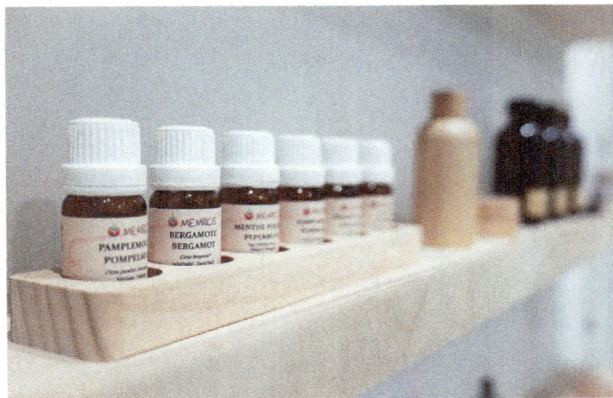

图 1-8　芳香精油

⑤ 草药浴。在泡浴水中加入天然草药或由草药熬制成的药液,通过泡浴的方式使草药发挥其药用功效,达到预防疾病、强身健体、改善皮肤营养、促进人体新陈代谢的作用。

⑥ 醋浴。在泡浴水中加入食用醋,能够促进血液循环,加速新陈代谢,同时醋还可以软化皮肤角质,温和地去除皮肤角质。

拓 展 学 习

沐浴的分类及作用

四、身体深层清洁

角质层位于表皮的最外层,与皮肤美容关系最为密切,是由 5—15 层细胞核和细胞器消失的角质细胞和细胞间质构成。皮肤角质层具有美学和屏障两大功能,从美学上来讲,光滑、含水较多的角质层对光线反射更为规则,使皮肤形成明亮的光泽,而干燥、有鳞屑的角质层无规则地排列形成非镜面反射,会使皮肤显得比较晦暗。因此,角质层过厚,皮肤会显得粗糙、黯淡,也会影响化妆品的吸收。这是皮肤需要定期进行深层清洁的原因,也是深层清洁在业内有时也被称作"去角质"的原因。

深层清洁主要是借助物理或化学的方法将表层的老化角质进行去除。物理去角质通常选用磨砂颗粒在皮肤上进行按摩,这不仅清洁皮肤,还能促进皮肤血液循环和新陈代谢,从而达到改善皮肤状态的效果,使皮肤呈现柔软、光泽的观感。

1. 深层清洁的作用

（1）去除多余老化角质。

（2）清除毛孔和皮肤褶皱间的污垢，保持腺体分泌畅顺。

（3）帮助后续护理使用的产品更好地被吸收。

2. 深层清洁的方法

深层清洁通常在淋浴、泡浴或干湿蒸以后进行（值得注意的是，在某些特定场合，例如美容技能比赛中的身体护理模块操作时，为了检验选手的技术和时间把控能力，会将清洁和深层清洁两种产品混合之后一起使用，即将院线专业操作的两项技术合二为一。但这种做法一般只会出现在比赛或教学过程当中，在专业院线护理时，仍需要按照先清洁再深层清洁的步骤进行操作），当身体皮肤角质软化后，再根据皮肤情况选择适宜的深层清洁产品，通常会选择含有颗粒的去角质产品通过在皮肤上以轻柔打圈的方式温和去除。对于身体皮肤而言，尤其需要关注手肘、膝盖、脚后跟等较为粗糙的部位，而像胸部、生殖器及其周围部位则需避免使用。皮肤有炎症或破损部位也应避开。

3. 深层清洁的注意事项

（1）产品应根据顾客皮肤类型进行选择。

（2）使用含颗粒的产品时要确保皮肤处于湿润的状态。

（3）打圈的力度应根据顾客皮肤的厚度、部位以及产品颗粒大小进行灵活掌握。

（4）操作时要注意对护理床的保护，产品颗粒不能掉落在毛巾或护理床上。

拓展学习

深层清洁的定义、方法分类及作用

五、体膜

体膜是涂敷于身体皮肤表面的含有矿物质、营养成分的护肤产品，广泛使用的体膜一般为膏状体膜、粉状体膜和蜡膜。当身体皮肤涂敷完体膜之后，会在一定时间内减少皮肤水分蒸发、升高皮肤温度，起到滋养皮肤、缓解肌肉疲劳的效果。不同性状的体膜在具体操作中有不同的使用方法，同时根据体膜所含成分不同，体膜也发挥出不同的美容功效。

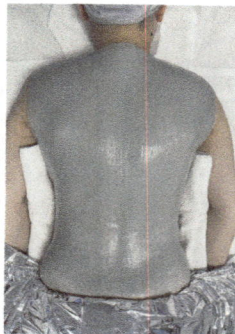

图 1-9　背部体膜

1. 体膜的作用

（1）体膜涂敷于皮肤表面期间，皮肤蒸发受限，一定程度上减少了水分流失，具有一定的锁水作用。

（2）含中草药成分的体膜，其中的药用成分具有一定的增白、嫩肤、活化气血的作用。

（3）含矿物质的膏状体膜，一般俗称"泥膜"，其中的矿物质具有吸附油脂的作用，所以通常用于局部油脂分泌旺盛的背部。

（4）以蜂蜡为主要成分的蜡膜，因其富含油脂且温度较高，所以具有润泽皮肤、促进血液循环、缓解肌肉紧张的作用，通常为冬季用体膜的首选。

2. 体膜的应用

（1）美容院或 SPA 馆这样的工作场景中，顾客通常都在独立的护理间中接受护理，美容师在做好美容床保护后就可以根据顾客卧床体位进行体膜涂敷，涂敷时使用体膜刷取适量体膜后涂敷于顾客皮肤表面，涂敷的要求则是要确保体膜厚薄均匀。包裹时，采用保温毯将顾客整体进行包裹，确保保温毯紧贴皮肤，使得皮肤温度得以升高，帮助产品有效成分更好吸收。

（2）美容技能竞赛身体护理模块比赛场景中，比赛往往在会展馆、体育馆等场馆进行，且比赛过程中还有其他选手、裁判、赛场工作人员和观众等观摩比赛，因此，在竞赛技术要求中与美容师院线实际操作有很大不同。赛场上，选手首先要切实维护顾客隐私，确保操作时顾客的隐私不会暴露在公众视野，因此，从操作区域选择上，就需要有计划性地规划操作区域和操作顺序，要尽可能地减少顾客移动。

拓 展 学 习

身体体膜涂敷的定义及作用　　　　　　　　体膜的分类及作用

1.4 工作任务实施

工作任务 1　身体皮肤分析

学生工作手册

◆ 工作情景描述

身体皮肤分析是接待和咨询之后，在顾客已经有了护理意向并明确接受护理之后由美容师或咨询师进行专业操作的必要环节。专业的皮肤分析，可以帮助美容师全面了解顾客皮肤状况，以此作为后续选择产品、选择适宜技法的依据。完整的身体分析包含身体皮肤分析和体型分析两个部分，以此作为制定护理方案的重要依据。

◆ 任务情景描述

今天你接待了一位女性顾客。顾客自述，姓陈，24 岁，大学刚毕业，本人没有接受过专业的身体护理。请根据顾客具体的情况和你的专业，为顾客进行身体皮肤分析，并通过交流告知顾客身体皮肤养护通常包含的具体技术以及可以改善身体皮肤的问题有哪些。针对分析结果，请对顾客皮肤进行专业判断并为顾客推荐家居产品和提出后续护理建议。

◆ 学习目标

1. 知识目标

（1）掌握身体皮肤分析的观察要点。
（2）熟悉身体护理的操作流程。
（3）了解身体护理开设的主要项目。

2. 能力目标

（1）能对顾客皮肤状况进行要点观察，记录观察结果。
（2）能够依据对顾客皮肤状况的观察情况作出专业判断。

3. 素质目标

（1）养成良好的职业习惯，培养职业道德，引导学生在服务实践中诚实守信、尊重服务对象等。
（2）强化服务意识，培养学生积极主动沟通的意识，提高沟通表达能力。

◆ 建议学时

2 学时

◆ 工作流程与活动

工作活动 1：任务确立（课前自学）
工作活动 2：准备与实施
工作活动 3：评价与总结
工作活动 4：任务拓展（课后完成）

工作活动 1：任务确立

一、活动思考

问题 1：根据对陈女士背景的基本介绍，你觉得对她进行接待和咨询时应注意哪些关键点？

_____

_____

问题 2：在进行正式操作之前，顾客清洁和深层清洁的产品应该根据什么进行专业选择？

_____

_____

二、工作任务确立

1. 客户需要体验的是：面部护理 ☐　　　身体护理 ☐

2. 客户需要的是：身体清洁 ☐　　　身体深层清洁 ☐　　　身体按摩 ☐　　　身体皮肤检测 ☐

3. 客户的期待是：身体皮肤得到改善 ☐　　　身体体型得到改善 ☐

工作活动 2：准备与实施

一、活动思考

问题 1：顾客在正式接受护理操作之前，美容师应当做什么准备？

_____

_____

问题 2：美容师帮助顾客躺好，以便进行身体皮肤分析，在此过程中美容师需要做些什么？

_____

_____

二、活动实施

1. 顾客沟通

要求：根据接待和咨询礼仪要求，引导顾客进入护理区域，用专业话术告知顾客即将进行的操作和注意事项。

2. 顾客准备

要求:顾客准备中美容师应按照美容基础护理中所学的顾客准备流程,帮助顾客更衣、铺设美容床,将顾客安顿于美容床上,并时刻关注顾客感受,保护好顾客隐私。

3. 材料准备

准备好顾客皮肤分析记录表、签字笔、写字板等,将收集到的顾客基本信息和观察情况记录到皮肤分析表中。

4. 皮肤分析

填写完顾客基本信息后,根据表中所示,分区观察顾客皮肤情况并完成记录。

示例:身体皮肤分析表如下。

身体皮肤分析表

顾客姓名:		联络号码:		
出生日期:		专业/职业:		
生育情况:				
皮肤油脂分泌量:	异常部位:	判断方法:	特征:	
皮肤干燥情况:	异常部位:	判断方法:	特征:	
皮肤毛孔状态:	异常部位:	判断方法:	特征:	
皮肤肤色:	异常部位:	判断方法:	特征:	
皮肤弹性:	异常部位:	判断方法:	特征:	
皮肤血液循环:	异常部位:	判断方法:	特征:	
皮肤水肿情况:	异常部位:	判断方法:	特征:	
皮肤静脉曲张情况:	异常部位:	判断方法:	特征:	
皮肤妊娠纹/伸展纹情况:	异常部位:	判断方法:	特征:	
皮肤疣、痣、胎记情况:	异常部位:	判断方法:	特征:	

总结:该顾客存在的身体皮肤问题是

护理计划：

5. 依据分析结果明确所使用产品，并根据物品准备要求，准备好后续操作所需所有物品。完成物品清单。

序号	物品及数量	用途
1（示例）	托盘 1	用于盛装所有后续操作所需物品，放置于推车第一层

工作活动 3：评价与总结

一、评价

一级指标	二级指标	评价内容	分值	自评	互评	教师
工作能力	专业素养	能够在顾客准备时保护顾客隐私、关注顾客感受	10			
		与顾客沟通时，表达清晰	10			
	实践操作能力	能够根据分析表中要求，分区域合理暴露出顾客皮肤进行观察	15			
		能够将观察到的皮肤状态准确记录到分析表中相应位置	20			
		能够根据观察结果对顾客皮肤情况进行专业判断	15			
		能够根据判断结果，有条理地准备皮肤清洁和深层清洁所需物品及材料	30			

二、总结

顾客维护	优点	
	不足	
沟通与表达	优点	
	不足	
皮肤分析观察	优点	
	不足	
判断准确性	优点	
	不足	
物品准备完整	优点	
	不足	

工作活动 4：任务拓展

请在网络平台（淘宝、小红书或其他）上搜集身体分析的相关资讯，完成下表：

身体皮肤的问题	特征	成因	产品成分推荐

工作任务 2　身体皮肤清洁与深层清洁

学生工作手册

◆ 工作情景描述

专业的美容护理需要在不同的技术环节中体现出美容师的专业性。顾客既然选择进入专业院线接受专业服务,每个看似简单的环节都需要美容师按照规范进行操作。重视细节,关注顾客需要,回应顾客需要是专业美容师必备的职业能力。身体皮肤清洁与深层清洁是身体护理技术应用的第一环节,也是开启顾客美好的专业体验的重要环节。

◆ 任务情景描述

你入选了美容技能竞赛身体护理赛项集训队,今天,你将按照技能竞赛要求完成顾客的皮肤清洁与深层清洁技术操作,你需要熟悉竞赛技术要求并按照规范完成操作。

◆ 学习目标

1. 知识目标

(1) 掌握身体清洁和深层清洁的作用。
(2) 列举深层清洁的产品分类。
(3) 了解美容院顾客皮肤清洁与竞赛皮肤清洁的要求的不同点。

2. 能力目标

(1) 能根据顾客皮肤状况选择适宜的产品。
(2) 能根据技能竞赛要求,规范操作身体皮肤清洁和深层清洁。

3. 素质目标

(1) 让学生体会劳动的价值和意义,培养学生热爱劳动的意识,促使学生不断提升自我专业能力。
(2) 强化服务意识,培养学生主动服务他人、关爱他人的意识。树立积极主动沟通的意识,提高沟通表达能力。

◆ 建议学时

4 学时

◆ 工作流程与活动

工作活动 1:任务确立(课前自学)
工作活动 2:准备与实施
工作活动 3:评价与总结

工作活动 1:任务确立

一、活动思考

问题1:在顾客进行皮肤清洁和深层清洁技术操作之前,美容师已经完成了哪些准备工作?

_____

_____

问题2:技能竞赛中身体皮肤清洁技术要求与实际美容院工作中皮肤清洁有何不同?

_____

_____

二、工作任务确立

1. 竞赛的赛项是:面部护理☐　　身体护理☐

2. 赛项中需要同时完成的是:身体清洁☐　身体深层清洁☐　身体按摩☐　身体皮肤检测☐

3. 竞赛中对清洁结果检查的要求是:皮肤光滑☐　　无颗粒残留☐

三、技术预习

1. 观看皮肤清洁与深层清洁技术操作视频,完成下表:

皮肤清洁与深层清洁

操作观察记录表

观察项目	皮肤清洁、深层清洁	提出问题
操作过程记录		

观察项目	皮肤清洁、深层清洁	提出问题
需记录的 其他事项		

2. 世界技能大赛关于身体清洁与深层清洁的评分要点节选

模块 B——身体护理

评分项	最高分	子标准评分项描述
客观 1 护理区域准备	1.00	护理区域准备： 拿取所有物品,开始操作后,不得再次拿取除毛巾外的所有物品 消毒床、凳、推车、垃圾桶 物品摆放安全整齐、井然有序、取放方便
客观 2 顾客准备	1.00	顾客和美容师准备： 在顾客躺下及脱衣过程中给顾客盖好毛巾,不暴露内衣、底裤及多余皮肤 在顾客双膝或脚踝下放一个长枕垫(按摩时再放),让顾客躺得舒适 美容师操作前清洁消毒双手
客观 3 消毒卫生	1.00	清洁消毒双脚；护理前用消毒纸巾清洁消毒顾客双脚
客观 4 清洁与深层清洁	2.00	清洁和去角质：手触摸检查手臂、腿部及背部皮肤无残留颗粒,皮肤触摸较干爽

工作活动 2：准备与实施

一、活动思考

问题 1：考虑到顾客会接受皮肤清洁与深层清洁的操作,在美容床准备时,铺设毛巾的同时还需要铺设什么？为什么？

问题 2：一般来讲，在实施皮肤清洁和深层清洁时，需要将操作区域分成哪些？ 暴露操作区域时美容师应注意什么？

_____

_____

二、活动实施

1. 物品准备

按照物品清单准备好清单上的物品，将所需物品放置于推车上，做好护理前准备。

2. 护理床准备

根据护理需要，准备好铺设物品，规范铺设美容床。

3. 皮肤清洁与深层清洁操作实施

要求：两位同学组成一个学习小组，分别扮演美容师和顾客的角色，完成操作。

工作活动 3：评价与总结

一、操作评价

指标	评价内容	分值	自评	他评
准备工作	美容师仪容仪表准备：包括工作服、工作鞋、头发、指甲、饰品	10		
	工作区域准备（将有关工具、用品进行消毒，并摆放于适当的位置）	5		
	安顿顾客：招呼顾客/舒适躺下/保护顾客/准备用品及产品	5		
	确保顾客已卸除首饰	5		
	操作过程符合卫生要求，操作者消毒双手及物品	5		
	产品准备：物品准备齐备；取用产品的工具需要清洁、消毒	5		
身体清洁	根据皮肤类型选择清洁产品及清洁方式	5		
	操作规范流畅、轻柔	10		
	分区部位暴露充分、顾客隐私得以保护	5		
深层清洁	根据皮肤类型和深层清洁的部位选择产品	5		
	操作时以正确的手法去角质（操作方向、力度、服帖度、灵活度）	10		
	正确地清除产品（顾客皮肤无残留产品）	5		
	操作结束后皮肤未造成红肿或损害	2		
护理后整理	完成身体护理后须保持工作区域物品清洁、整齐	5		
	在指定时间内完成操作	5		

续表

指标	评价内容	分值	自评	他评
专业素养	整个操作过程中须妥善照顾顾客(保护顾客隐私等)	5		
	整个操作过程中须有良好的消毒意识	5		
	采取正确的沟通方式与顾客进行交流	3		
总分				

二、总结

顾客维护	优点	
	不足	
沟通与表达	优点	
	不足	
产品选择	优点	
	不足	
护理部位暴露	优点	
	不足	
清洁与深层清洁操作技术	优点	
	不足	
结果检查	优点	
	不足	

工作任务 3　身体体膜涂敷与包裹

学生工作手册

◆ 工作情景描述

　　完整的身体皮肤常规养护,除进行身体清洁与深层清洁外,还需要将体膜涂敷于顾客身体,并停留一定的时间以确保身体皮肤得以养护,体膜中的营养物质能够被皮肤吸收,达到改善身体皮肤的效果。在美容院的工作场景中,体膜涂敷技术要求相对简单,只要能够确保体膜涂敷均匀即可,但是在美容技能竞赛比赛的场景中,体膜涂敷难度就会增大,选手不仅要确保体膜涂敷平整、光滑、边界清晰,还需要在涂敷时分区域暴露出顾客的护理区域,此时更需要关注顾客隐私维护,同时还要保护好毛巾不被体膜污染。因此,在身体护理比赛中,体膜涂敷与包裹不仅考查选手的技术掌握情况,还在服务过程中考查选手的职业素养,是容易失分的竞赛环节,也是参赛选手需要加强训练的技术模块。

◆ 任务情景描述

　　你入选了美容技能竞赛身体护理赛项集训队,今天,将按照技能竞赛要求完成顾客的身体体膜涂敷与包裹技术操作,你需要熟悉竞赛技术要求并按照规范完成操作。

◆ 学习目标

1. 知识目标

(1) 掌握身体体膜的作用。
(2) 熟悉身体体膜的功效及应用。
(3) 了解美容院体膜涂敷与竞赛中体膜涂敷与包裹要求的不同点。

2. 能力目标

(1) 能根据顾客皮肤状况选择适宜的产品。
(2) 能根据竞赛技能要求,规范操作身体体膜涂敷与包裹。

3. 素质目标

(1) 让学生体会劳动的价值和意义,培养学生热爱劳动的意识,促使学生不断提升自我专业能力。
(2) 强化服务意识,培养学生主动服务他人、关爱他人的意识。树立积极主动沟通的意识,提高沟通表达能力。
(3) 培养学生树立关注顾客感受、维护顾客隐私与安全的意识。

◆ 建议学时

4 学时

◆ 工作流程与活动

工作活动 1:任务确立(课前自学)

工作活动 2:准备与实施

工作活动 3:评价与总结

工作活动 1:任务确立

一、活动思考

问题 1:在顾客进行身体体膜涂敷与包裹技术操作之前,美容师应做好哪些准备?

_____

_____

问题 2:技能竞赛中身体体膜涂敷与包裹技术要求与实际美容院工作中有何不同?

_____

_____

问题 3:体膜涂敷技能竞赛中以此护理的部位分别是什么?

_____

_____

二、工作任务确立

1. 竞赛的赛项是:面部护理☐   身体护理☐

2. 竞赛时,身体体膜涂敷与包裹环节需要准备的用品有:膏状体膜☐   体膜刷☐   保温毯☐   无纺布☐

3. 竞赛中对体膜结果检查的要求是:皮肤光滑☐   无产品残留☐   毛巾无产品污染☐

三、技术预习

1. 观看身体体膜涂敷与包裹技术操作视频,完成下表:

身体体膜涂敷与包裹

操作观察记录表

观察项目	身体体膜涂敷与包裹	提出问题
操作过程记录		
需记录的其他事项		

2. 世界技能大赛关于身体体膜涂敷与包裹的评分要点节选

模块 B——身体护理

评分项	最高分	子标准评分项描述
客观 1 护理区域准备	1.00	工作区域准备: 拿取所有物品,开始操作后,不得再次拿取除毛巾外的所有物品 消毒床、凳、推车、垃圾桶 物品摆放安全整齐、井然有序、取放方便
客观 2 顾客准备	1.00	顾客和美容师准备: 在顾客躺下及脱衣过程中给顾客盖好毛巾,不暴露内衣、底裤及多余皮肤 在顾客双膝或脚踝下放一个长枕垫(按摩时再放),让顾客躺得舒适 美容师操作前清洁消毒双手
客观 3 消毒卫生	1.00	清洁消毒双脚:护理前用消毒纸巾清洁消毒顾客双脚
客观 4 体膜涂敷	2.00	体膜及包裹:体膜包裹完整、安全、舒适、温暖
客观 5 体膜停留时间	1.00	体膜停留时间:至少停留 5 分钟,设定个人计时器并明示计时员计时
客观 6 体膜清洁	2.00	体膜清洁:全部清洁完毕后,目查皮肤上无残留产品,背部可以随机目查

工作活动 2:准备与实施

一、活动思考

问题 1:在进行身体体膜涂敷与包裹操作时,在暴露每个护理区域时,为什么还需要使用额外的无纺布? 此时使用无纺布起到什么作用?

_____

_____

问题 2:从体膜涂敷结果来看,涂成什么样的体膜能获得技术评分的高分?

_____

_____

二、活动实施

1. 物品准备

按照物品清单准备好清单上的物品,将所需物品放置于推车上,并做好护理前准备。

2. 护理床准备

根据护理需要,准备好铺设物品,规范铺设美容床。

3. 身体体膜涂敷与包裹操作实施

要求:两位同学组成一个学习小组,分别扮演美容师和顾客的角色,完成操作。

工作活动 3:评价与总结

一、操作评价

指标	评价内容	分值	自评	互评	教师
准备工作	美容师仪容仪表准备:包括工作服、工作鞋、头发、指甲、饰品	5			
	工作区域准备(将有关工具、用品进行消毒,并摆放于适当的位置)	5			
	安顿顾客:招呼顾客/舒适躺下/保护顾客/准备用品及产品	5			
	确保顾客已卸除首饰	5			
	操作过程符合卫生要求,操作者消毒双手及物品	5			
	产品准备:物品准备齐备;取用产品的工具需要清洁、消毒	5			

续表

指标	评价内容	分值	自评	互评	教师
体膜涂敷	根据皮肤状况选择适宜的体膜产品	5			
	体膜厚薄均匀、边界平整	10			
	分区部位暴露充分、顾客隐私得以保护	5			
包裹 与清洁	分区涂敷完成后,顺势包裹保温毯,保温毯紧贴皮肤,无皮肤暴露,体膜未污染周边毛巾	10			
	卸除保温毯时,细心、迅速,边卷边裹,既能带走多余的体膜,又能确保毛巾不被体膜污染	10			
	使用湿棉巾正确地清除体膜(顾客皮肤无残留产品)	5			
护理后整理	完成操作后须保持工作区域物品清洁、整齐	5			
	时间管理得当(在指定时间内完成操作)	5			
专业素养	整个操作过程中须妥善照顾顾客(保护顾客隐私等)	5			
	整个操作过程中须有良好的消毒意识	5			
	采取正确的沟通方式与顾客进行交流	5			
总分					

二、总结

顾客维护	优点	
	不足	
沟通与表达	优点	
	不足	
产品选择	优点	
	不足	
护理部位暴露	优点	
	不足	
体膜涂敷与包裹操作技术	优点	
	不足	
结果检查	优点	
	不足	

项目2 问题皮肤养护

2.1 工作任务导入

项目2　工作任务书	
顾客 基本情况	女性顾客,初次接触身体皮肤养护,对身体问题皮肤养护具体内容并不清楚。顾客皮肤未进行过常规保养,后背皮肤有痤疮,手臂外侧有"鸡皮",四肢及腋下需要脱毛
顾客诉求	1. 了解身体皮肤养护可以解决皮肤哪些具体问题及对应的项目 2. 体验一次完整的问题皮肤养护 3. 经过护理后,皮肤问题有所改善
行业企业 基本要求	本项目根据顾客的需求,依据美容师国家职业标准和国际美容师职业标准,要求美容师在对顾客身体皮肤进行分析后,选择适宜的产品和技术,对顾客皮肤的问题进行具体专业操作,以改善问题皮肤状况,满足顾客需求
工作任务 要求	任务要求:明确工作任务书要求,与顾客进行充分沟通,对任务过程所需使用到的产品、工具和技术环节进行护理方案制定,并根据方案进行实际操作 任务形式:方案制定、方案实施 建议学时: 工作任务1　痤疮护理　　　　2学时 工作任务2　毛囊角化症护理　　2学时 工作任务3　多余毛发护理　　4学时
工作标准	1. 美容师国家职业标准(二级) (1)脱毛前准备 ① 能正确观察和分辨身体不同部位毛发生长方向及毛发特征,选择合适的脱毛产品 ② 能按照毛发特点准备脱毛的仪器、物品和产品 (2)脱毛操作 ① 能选择正确的清洁产品对皮肤进行清洁 ② 能使用正确的涂蜡、绷紧、撕脱、按抚手法对身体不同部位进行脱毛护理 ③ 能使用清洁产品对脱毛后的残蜡进行清洁,并使用修复产品对脱毛部位进行润肤镇静 ④ 能结合护理操作中出现的皮肤状况给予顾客居家护理建议 2. 国际美容师职业标准及世界技能大赛标准 (1)能够熟练运用蜜蜡脱毛的技巧 (2)能够熟练运用糖蜡脱毛的技巧 (3)能根据身体皮肤实际情况选择适宜的仪器并规范操作

2.2　任务准备

课前:请同学们两人一组进行任务实施前准备。确定小组成员名单,确定分工顺序,完成线上资源观摩学习任务,填写任务准备单。

小组成员一姓名	顾客姓名	查阅身体皮肤常见的问题有哪些:
小组成员二姓名	顾客姓名	查阅身体皮肤干燥脱皮的常用解决方法有哪些:

2.3　知识准备

一、问题皮肤的概念

问题皮肤,作为现代美容与皮肤健康领域的一个重要议题,涵盖了多种由内外因素导致的皮肤状态异常。它不仅影响着个人的外观美感,还可能对个人心理健康及生活质量造成一定影响。身体的问题性皮肤通常是指各种皮肤问题,如痤疮、毛囊角化、色素沉着的各种斑、皮肤过敏以及毛发过多等问题,美容师要明确知道生活美容领域可以解决的皮肤问题的范畴和程度,要时刻谨记不能超越职业范畴违规操作某些技术。当然,作为美容师,对于医学美容领域中关于问题皮肤的处理方法和手段也需要充分了解,以便在顾客护理前咨询时给出合理的建议。

二、问题皮肤的养护

1. 痤疮护理

(1)痤疮的概念

痤疮,俗称寻常痤疮或"青春痘",是一种较常见的慢性炎症性皮肤疾病,主要发生于面颊、额部和下颌,且也可扩展至躯干部如前胸部、背部及肩胛部。痤疮是由皮脂分泌过多、毛囊皮脂腺导管堵塞、细菌感染等因素导致的,整体呈现为粉刺、丘疹、脓疱、结节、囊肿以及瘢痕等,并伴随皮脂溢出。身体的痤疮好发于前胸和背部,这两个区域是身体痤疮问题养护的重点区域。

（2）痤疮的护理重点

① 皮肤清洁。

② 抑制皮脂过度分泌,疏通毛囊。

③ 消炎杀菌。

（3）痤疮的护理流程

① 表层清洁。清除身体皮肤多余的油脂,可选择清洁力度较强的沐浴产品,但不可长时间选择含碱剂的产品,可进行二次清洁。

② 深层清洁。通过使用去角质产品达到软化堵塞毛孔口的老化角质,可起到疏通毛孔的作用,但严重痤疮不做深层清洁。

③ 仪器护理。选择高频电疗仪对痤疮皮肤进行抑制皮脂的分泌,同时起到消炎杀菌的功效。

④ 按摩。使用按摩啫喱或者按摩膏进行背部按摩时,根据顾客身体皮肤痤疮的严重程度来选择按摩介质。严重痤疮者不做按摩。

⑤ 体膜。体膜主要选择成分含有消炎杀菌、保湿、收敛等功效的。

⑥ 涂抹身体乳。能滋润皮肤,使其角质层含水量提升,能帮助皮肤角质正常代谢,从而改善肤质。

2. 毛囊角化症护理

（1）毛囊角化症的概述

毛囊角化症是一种由常染色体显性遗传引起的角化异常性皮肤问题,毛囊代谢异常,轻则毛孔有红色颗粒,重则毛孔变褐色、暗红色,表现为丘疹上覆盖油脂样结痂。是由角质层功能紊乱导致的毛孔口堵塞,汗毛长不出,被圈在毛孔里,俗称"鸡皮"。在生活美容领域通常采用物理性去角质的方式软化和去除多余角质并维持皮肤滋润度的方式来改善,而在医学美容领域则会采用激光治疗和果酸换肤的方式来改善。

（2）毛囊角化症护理重点

① 皮肤清洁,特别注重深层清洁。

② 保湿滋润。

（3）毛囊角化症护理流程

① 表层清洁。清除身体皮肤多余的油脂,可选择清洁力度温和的沐浴产品,但不可长时间选择含碱剂的产品,可进行二次清洁。

② 深层清洁。通过使用物理性去角质产品达到软化堵塞毛孔口的老化角质,可起到疏通毛孔的作用。前期一周可做4—5次,后期可根据皮肤改善情况而灵活增加或减少使用频率。

③ 仪器护理。选择真空吸啜仪增强血循环及淋巴循环,起到增强皮肤整体代谢的作用。

④ 按摩。使用按摩油或者按摩膏进行按摩,帮助皮肤正常代谢。

⑤ 体膜。主要选择成分含有高效保湿、滋润、软化角质等功效的体膜。

⑥ 涂抹身体乳。滋润皮肤,维持皮肤健康状态。

3. 多余毛发的护理

（1）毛发生理结构

人的毛发是由胚胎的外胚层演变而来,在胚胎发育的早期阶段,外胚层会分化出神经管和皮肤等结构。在进一步分化过程中,皮肤中的外胚层细胞会形成毛囊和毛发,这一过程涉及复杂的分子调控和细胞相互作用。毛发从毛囊长出,毛囊像个细长的口袋,开口于皮肤的表面,底部深入真皮及皮下脂肪层。毛发露出皮肤表面部分为毛干,处于毛囊内的部分为毛根。毛根下端膨大如洋葱头,称毛球。毛球基底部向内凹陷为毛乳头。毛根基部呈半球形,其细胞增长分裂活跃,是毛发的始发点,故又称为毛母质,是毛发和毛囊的生长区,其中有黑色素细胞。毛乳头内有丰富的血管和神经,以供应毛发的营养。

毛发的生长、替换并非连续不断,而是呈周期性进行的。毛发的生长周期分为生长期、退行期和休止期。各毛囊独立进行周期性变化,即使临近的毛囊也并不处于同一生长周期。处于生长期的毛发毛乳头增大,细胞分裂加快,数目迅速增多,毛球上半部细胞不断分化出毛干的皮质、毛小皮,毛发呈积极的增生状态;处于退行期的毛发毛乳头逐渐缩小,细胞数目减少,毛球变平,毛发增生变缓;处于休止期的毛发毛根部的角化逐渐向下发展,最终与毛乳头分离,毛囊萎缩,使毛发脱落。

不同的毛发其生长周期是不同的。一般长毛的生长期长,退行期和休止期短。短毛的生长期短而退行期和休止期长。除了毛发自身周期决定毛发脱落时间以外,目前认为还受内分泌影响,内分泌通过影响毛囊本身周期的活性来实现影响。在进行美容脱毛时,一般需要美容师通过拔出的毛发来观察毛发所处的生长周期。若拔出来的毛根部是黑色,则说明毛发正处于生长期,若毛根部带有乳白色物质,则说明毛发处于退行期。乳白色物质实际就是皮脂腺分泌的油脂,在毛发脱离时一并被带出。

拓 展 学 习

毛发的结构及生长周期

（2）脱毛的方法及分类

体毛过长或过于浓密会影响皮肤的美观,特别是一些女性的四肢和唇部汗毛过于浓密,看上去给人以皮肤不洁的感觉,严重影响女性的容貌美。因此,从美容的角度讲,就此现象可以采取合适的脱毛手段。

在美容护理中常用的脱毛方法可分为永久性脱毛和暂时性脱毛两大类。

① 永久性脱毛(适用于医学美容领域)

a. 电针脱毛

原理是通过电流破坏毛囊,使毛发无法生长。专业医生实施局部麻醉后,使用通电的电针插入毛根,破坏毛囊,每根毛发大约需要 20 秒。此方法要求医生的技术极高,如果插入的位置没到达毛囊,之后就肯定还会再长出毛发。此疗法结束后,会产生暂时性的小疤痕,所以要保持伤口的干燥,一周后,痂皮自然脱落,但如果是疤痕体质,可能就会留下全身的小斑点。另外,同样需要经过几次的治疗才会达到完全脱毛的效果。

b. 激光脱毛

原理是利用毛囊中的黑色素细胞可以吸收激光能量的原理,通过所产生的热能来破坏毛囊,而使毛发停止生长。也就是利用了激光的"选择性光热效应",使用调节到特定波长的激光来照射。即因为毛囊中毛母质里面有很多黑色素,所以能优先吸收大量的激光能量,并将其转换为热能,使毛囊温度升高,坏死,来破坏毛囊功能。这种方法适合肤色浅、毛发较细且黑的人。

在强大的激光面前,皮肤就像是一张透明的玻璃纸,因为人体的皮肤是一个相对透光的结构。在这个过程中,由于皮肤相对不吸收或吸收少量的激光能量,再加上治疗探头上装有保护皮肤的冷却装置,在激光发射前、中、后,冷却表皮。所以在脱毛治疗的同时,不会对皮肤造成损伤。另外,当激光脱毛时,若毛发正处于生长期,就能破坏毛球,从而达到不再长出新的毛发的效果;若毛发正处于休止期,就无法达到破坏毛球的目的,所以激光脱毛会进行 2—3 次才能彻底脱完。如果是年轻人,激光脱毛后,5 年左右毛囊可能会恢复,此后也有可能会再次生长出新的毛发。

以上两种脱毛方法,优点是维持时间长;缺点是有轻微疼痛,易留疤痕,必须由专业医生操作。

② 暂时性脱毛

暂时性脱毛是将毛发暂时脱除的方法。暂时性脱毛又分为物理性和化学性脱毛两种。

a. 物理性脱毛

运用物理性的刮、拔、剃及黏附性的方法将毛发去除。在专业美容机构,脱毛常采用蜜蜡脱毛法进行。蜜蜡脱毛法又分为冷蜡、暖蜡和热蜡三种。冷蜡的主要成分为蜂蜜、糖和树脂,黏附性中等、可溶于水、呈胶状,使用时不用加热,可直接涂于需脱毛的部位,并与皮肤紧密黏着,无不适感,适用于敏感部位及细软的绒毛。暖蜡和热蜡为蜂蜡与树脂混合而成,一般呈固体状态,使用前需加热熔化,待温度降低到适宜皮肤时方可涂在皮肤上,以免过热灼伤顾客或因过凉影响脱毛效果。热蜡涂抹在皮肤上应控制在 1—2 毫米厚,无须配合脱毛纸即可达到较好的脱毛效果,是欧美国家较流行的一种脱毛方式。

热蜡和暖蜡的相同点:都是利用将毛发连根拔起的原理,对皮肤都有强效去角质的作用,去除毛发都较干净。成分基本相同。不同点:根据毛发粗细,借助不同工具。其优点都是对毛囊损伤小,维持时间 2—4 周;缺点是皮表有疼痛,皮肤敏感者须谨慎,须美容专业人士操作。

热蜡:主要成分是蜂蜡、树脂,主要适用于脱除腋下和阴部较粗壮的毛发。使用前需提前加热,熔化后,待温度在 42 摄氏度左右,涂在皮肤上,稍凝固后,用手直接撕拉。无需脱毛纸。

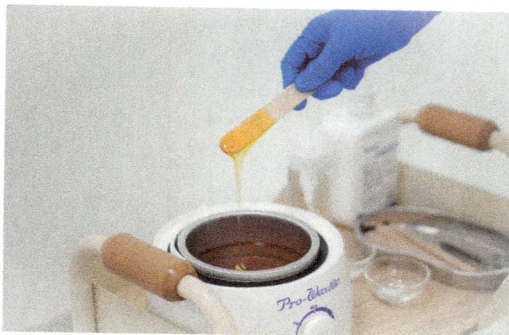

图 1-10　热蜡

暖蜡:主要成分是蜂蜡、树脂,适用毛发细软的绒毛。使用前同样需提前加热。配合脱毛纸使用。主要适用于脱除腿部、手臂、唇部毛发。

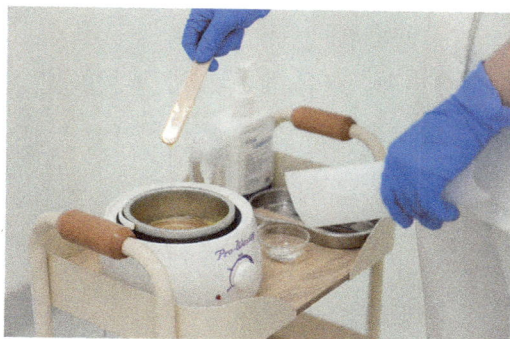

图 1-11　暖蜡

冷蜡:主要成分是蜂蜜、糖、树脂,适用毛发细软的绒毛。无须加热,配合脱毛纸使用。如腿部、手臂、唇部毛发。冷蜡和暖蜡的不同就在于温度,暖蜡使用率高,主要因为温度在皮表能使毛孔扩张,脱毛更彻底,用冷蜡法时皮肤毛孔会有收缩,不容易将毛发连根拔起,更容易从中间扯断,从而导致毛发脱除的持续时间不长,新长出来的毛发也较粗壮,体感不好。

b. 化学性脱毛

使用化学脱毛膏,破坏毛发的角蛋白二硫键使得毛发变得脆弱易断而脱落。化学性脱毛剂对皮肤刺激性较大,使用前必须做皮肤敏感测试,以免引起皮肤过敏反应,同时脱毛剂在皮肤上的停留时间应根据产品说明和个体皮肤状况而定,脱毛完毕后需用温水清洗干净皮肤,涂抹适量的护肤乳液或保湿霜。

其优点是对毛囊无破坏,无疼痛,自行操作方便;缺点是维持时间3—5天,新长出来的毛发粗黑,对皮肤有轻微刺激。

拓 展 学 习

脱毛的定义、作用及分类

(3) 暂时性脱毛法的程序

① 热蜡脱毛程序

a. 准备用品及环境,包括专业熔蜡炉、蜜蜡产品、木质压舌板、滑石粉、小剪刀、镊子、酒精棉、湿棉片、镇静乳液等;

b. 消毒操作者双手,消毒脱毛部位;

c. 过长的毛发,须先修剪至1厘米左右;

d. 观察毛发的生长方向;

e. 根据需要涂抹滑石粉以使皮肤干爽;

f. 取蜡试温;

g. 逆毛涂蜡,逆毛撕拉蜡块(撕拉蜡块时,顾客的手辅助固定皮肤,操作者的左手与之对抗施力,使操作部位皮肤完全绷紧);

h. 撕拉后使用湿棉片迅速按压操作部位;

i. 使用镊子拔除残留毛发;

j. 涂抹镇静乳液。

② 暖蜡脱毛程序

a. 准备物品及环境,包括熔蜡炉、暖蜡罐、脱毛纸、木制压舌板、滑石粉、小剪刀、镊子、酒精棉、镇静乳液等;

b. 将脱毛部位清洁消毒;

c. 根据需要涂抹滑石粉以使皮肤干爽;

d. 取蜡并调试温度;

e. 将暖蜡顺着毛发生长方向涂抹得薄而均匀,快速地铺脱毛纸并按压使其服帖;

f. 沿逆毛发生长的方向,快速撕拉脱毛纸(左手压实皮肤将皮肤绷紧);

g. 如有少许残留的毛发可以用修眉镊子拔除;

h. 完成整个部位的脱毛后进行擦拭清洁并涂抹镇静乳液。

（4）脱毛法的注意事项及禁忌

① 减少皮肤与衣服的摩擦，尽量穿宽松衣裤，不宜穿丝袜。

② 涂抹镇静乳液，对大面积去除角质有一定保护和修护作用。

③ 对于皮肤敏感者，可在涂抹镇静乳液前，先通过冷敷进行镇静。

④ 脱毛后 24 小时内不洗热水澡，不做剧烈运动，因毛孔处于破口状态，容易造成细菌感染。

⑤ 避免日晒，因角质去除后，皮肤抵御紫外线的能力较弱，日晒易导致黑色素分泌过多，形成色斑。

在脱毛护理的项目中同样也有禁忌，须格外注意：

① 皮肤有正在发炎、红肿、破损、皮肤病者禁用。

② 静脉曲张周围须避开。

③ 痣上的毛发禁止进行脱毛操作。

2.4 工作任务实施

工作任务 1　痤疮护理

学生工作手册

◆ 工作情景描述

　　关于皮肤痤疮,美容师通过分析判断之后告知顾客其问题的形成原因及后期对皮肤美观的影响,在顾客有了护理意向并明确接受护理后由美容师进行专业护理操作。根据专业知识储备,美容师要全面了解顾客皮肤痤疮的类型以及皮肤状况,并以此作为后续选择产品、选择适宜技法的依据。完整地制订护理计划,作为实施护理方案的重要依据。

◆ 任务情景描述

　　你作为美容师,今日你接待了一位背部皮肤有痤疮的顾客。顾客自述,姓陈,28岁。背部长痤疮有一两年时间,也尝试了很多祛痘产品但无明显改善。她是一名白领工作者,工作中久坐较多,饮食较规律,但特别爱喝奶茶等饮料,偶尔吃油盐较重的餐食,常熬夜。根据顾客提供的信息和你专业的判断,请为顾客制定并实施一套适合她的操作技术项目。

◆ 学习目标

1. 知识目标

(1)掌握问题皮肤痤疮的形成原因。
(2)掌握问题皮肤痤疮的分型及表现。
(3)熟悉痤疮皮肤的护理操作流程。

2. 能力目标

(1)能对顾客问题皮肤痤疮进行分析,并作出准确的判断。
(2)能够依据顾客的生活、饮食等习惯分析出痤疮形成的原因。
(3)能够实施痤疮皮肤护理的操作。

3. 素质目标

(1)培养学生善于沟通、善于表达的专业素养。
(2)培养学生准确分析的专业素养。
(3)培养学生解决问题的思维方式。

◆ 建议学时

2学时

◆ 工作流程与活动

工作活动1:任务确立(课前自学)
工作活动2:准备与实施
工作活动3:评价与总结
工作活动4:任务拓展(课后完成)

工作活动 1：任务确立

一、活动思考

问题 1：根据对陈女士背景的基本介绍，你觉得还可以询问哪些问题，可以更好地帮助她找到背部皮肤长痤疮的原因？

_____

问题 2：在进行正式操作之前，顾客清洁和深层清洁的产品应该分别选择什么类型？

_____

_____

二、工作任务确立

1. 客户需要体验的是：面部护理☐　　　身体护理☐

2. 客户需要的是：痤疮皮肤清洁☐　　　痤疮皮肤控油☐　　　痤疮消炎镇静☐

3. 客户的期待是：背部痤疮得到改善☐　　　舒适放松☐

工作活动 2：准备与实施

一、活动思考

问题 1：美容师在分析判断顾客身体皮肤问题后，应该与顾客沟通制订怎样的护理计划，请详细列出来。

_____

问题 2：根据对陈女士基本信息的了解，你觉得现在居家护理应该告知她哪些内容？

_____

_____

二、活动实施

1. 顾客沟通

要求：根据分析判断，用专业话术告知顾客护理计划，明确所有环节及所选择的产品及仪器的功效，包括即将进行的操作和注意事项。

2. 顾客准备

　　要求:顾客准备中美容师应按照美容基础护理中所学的顾客准备流程,帮助顾客更衣、铺设美容床,将顾客安顿于美容床上,并时刻关注顾客感受,保护好顾客隐私。

3. 材料准备

　　免洗消毒液、按压式酒精瓶、小棉片、抽纸、珍珠棉、无纺布床单、保护巾、小玻碗 4 个、压舌板、沐浴露、去角质颗粒、蒸馏水、纱布、橡皮筋、体膜、体膜碗、体膜刷、保温毯、身体乳。

4. 痤疮护理操作

　　(1) 流程:表层清洁—深层清洁—仪器(高频电疗仪)—按摩—体膜—润肤。

　　(2) 消毒:推车、玻碗、仪器配件、美容师双手。

　　(3) 安顿顾客:铺无纺布床单,以俯卧位的姿势将顾客安顿于美容床上。

　　(4) 将需要清洁的背部位露出,并做好保护顾客毛巾及隐私部位的工作。

　　(5) 皮肤清洁技术操作:清洁和深层清洁步骤可以分别依次操作,也可以根据需要将沐浴露和去角质颗粒混合后,将清洁与深层清洁步骤二合一操作。

　　(6) 用湿棉巾擦拭清洁部位。

　　(7) 用干毛巾擦拭清洁部位。

　　(8) 无纺布撤除。

　　(9) 检查:用双手触摸清洁部位的皮肤,检查有无颗粒残留。

　　(10) 将仪器置于合适的、稳定的位置,检查插头和导线是否安全;检查电流强度调节档是否归零。

　　(11) 测试顾客敏感度并告知注意事项:用冷、热玻璃试管,在顾客手腕内侧进行测试,询问顾客是否有感觉,询问顾客是否取下金属佩戴物,告知顾客仪器在身上的感觉。

　　(12) 准备玻璃管:将顾客需要握住的电极管给顾客,让其握好,再将美容师使用的电极管包上纱布固定,方便滑动。

　　(13) 打开仪器的开关,先将食指放于电极管上,待电流稳定后,接触到顾客背部再松开食指,开始操作。

　　(14) 选择直接式的程序模式,调节好大小。

　　(15) 操作时间控制在 5—8 分钟。

　　(16) 操作完成,先将食指放于电极管后,再离开顾客背部,调节强度旋钮逐渐归零,最后关闭仪器总开关。

　　(17) 清洁干净顾客操作部位。准备按摩,根据顾客背部痤疮的情况决定是否进行按摩操作。如痤疮较严重,尽量不做按摩;如痤疮比较轻微,可做按摩,但注意按摩须用按摩啫喱,并且按摩时间须控制在 5—8 分钟,以免加重痤疮严重程度。

(18)背部按摩准备:暴露出顾客肩背部,利用毛巾做好隐私保护。

(19)施油:将按摩啫喱倒于掌心预热,使用按抚法将按摩啫喱均匀施于背部。

(20)按抚背部:双手掌由腰骶部向上推至斜方肌,提拉斜方肌向外推展至肩头,包绕肩头滑至身体两侧拉回腰骶部。

(21)叠掌揉肩背部:双手掌在身体一侧重叠,由腰骶部向上掌揉至斜方肌,分掌后提拉斜方肌后外拉至肩头,绕肩头滑至身体两侧拉抹返回腰骶部。

(22)拿捏背部:双手于身体一侧,从腰骶部开始向上交替拿捏背部肌肉至肩胛部,再由肩胛部交替拿捏返回腰骶部。

(23)拧按肩背部:双手分别置于身体两侧,双手之间形成相互对抗的力量,拧按背部肌肉。

(24)按抚肩背部:双手掌由腰骶部向上推至斜方肌,提拉斜方肌后外拉至肩头,绕肩头滑至身体两侧拉抹返回腰骶部。

(25)拿捏斜方肌:双手虎口相对,交替拿捏斜方肌。

(26)拿捏颈部:单手拿捏颈部肌肉,美容师在过程中移动至头位。

(27)按抚肩背部:双手掌由腰骶部向上推至斜方肌,提拉斜方肌向外推展至肩头,包绕肩头滑至身体两侧拉回腰骶部。

(28)按抚肩背部:美容师立于顾客头位,双手从颈部向下按抚至腰骶部,再沿腰侧向上拉至斜方肌并按抚手臂。

(29)指推肩胛骨缝:双手四指指腹顺肩胛骨内侧缘朝肩胛骨下缘方向交替推按。

(30)拇指推脊柱两侧:双手拇指相对,由上至下指推脊柱两侧肌肉,推至腰骶部后换拉抹动作返回。

(31)按抚背部:双手从颈部向下按抚至腰骶部,沿腰侧向上拉至腋下,再沿斜方肌向上拉至后发际线处。

(32)掌叩肩背部:美容师立于顾客体侧,双手虚掌,叩敲整个背部。

(33)震动肩背部:双手掌放置于背部,由上至下小幅而快频地震动背部肌肉。

(34)用纸巾擦拭肩背部多余油脂。

(35)涂体膜前,将毛巾用无纺布保护好,防止毛巾被污染。

(36)用体膜刷将体膜均匀敷于肩背部。

(37)用保温毯覆盖完整,进行保温停留 15—20 分钟。

(38)撤除保温毯,卸除体膜。

(39)检查:是否有体膜残留。

(40)涂抹身体乳。

(41)整理工作台。

5. 依据护理计划，写出详细项目，并写出设计每个环节的目的

序号	环节	目的
1（示例）	表层清洁	清除表皮污垢

工作活动 3：评价与总结

一、评价

一级指标	二级指标	评价内容	分值	自评	互评	教师
工作能力	专业素养	能够在顾客准备时保护顾客隐私、关注顾客感受	10			
		与顾客沟通时，表达清晰	10			
	实践操作能力	能够根据判断结果，制订出合理的护理计划	15			
		能够根据判断结果，有条理地准备痤疮护理所需物品及材料	20			
		能够独立完成所有操作	25			
		能够根据判断结果，给出家居护理建议	20			

二、总结

顾客维护	优点	
	不足	
沟通与表达	优点	
	不足	
问题皮肤分析	优点	
	不足	
技法操作流畅	优点	
	不足	
物品准备完整	优点	
	不足	

工作活动 4：任务拓展

请在本校找一位背部皮肤有痤疮的女生，完成下表：

顾客姓名：　　　　　　　年龄：　　　　　　　　　日期：

背部痤疮类型：　　　　　　年限：

饮食情况：

曾用产品使用情况：

顾客需求：

护理计划：

疗程计划：

首次护理前照片	末次护理后照片

工作任务 2　毛囊角化症护理

学生工作手册

◆ **工作情景描述**

关于毛囊角化症,美容师通过分析判断之后告知顾客其问题的形成原因及后期对皮肤美观的影响,当顾客有了护理意向并明确接受护理后,由美容师进行专业操作。根据专业知识储备,美容师要全面了解顾客皮肤状况,并以此作为后续选择产品、选择适宜技法的依据。完整地制订护理计划,作为实施护理方案的重要依据。

◆ **任务情景描述**

你作为美容师,今日接待了一位手臂皮肤有"鸡皮"的顾客。顾客自述,姓王,30岁,工作6年。在以前的身体常规保养护理中,美容师曾分析判断出她双上臂外侧存在毛囊角化症。因夏季马上来临,考虑穿短袖会影响美观,她自己在家也尝试擦一些滋润性很强的身体乳,依然无明显改善。她是设计师,经常外出看场地。饮食不规律,经常忘记喝水。喜欢吃油盐较重的餐食,常熬夜。根据顾客提供的信息和你专业的判断,请为顾客制定并实施一套适合她的操作技术项目。

◆ **学习目标**

1. 知识目标

(1)熟悉问题皮肤毛囊角化症的形成原因。
(2)掌握问题皮肤毛囊角化症的表现。
(3)掌握毛囊角化症皮肤的护理操作流程。

2. 能力目标

(1)能对顾客问题皮肤毛囊角化症进行分析,并作出准确的判断。
(2)能够依据对顾客的生活、饮食等习惯分析出形成毛囊角化症的原因。
(3)能够实施毛囊角化症皮肤护理的操作。

3. 素质目标

(1)培养学生善于沟通、善于表达的专业素养。
(2)培养学生分析问题、评估信息的专业素养。

◆ **建议学时**

2学时

◆ **工作流程与活动**

工作活动1:任务确立(课前自学)
工作活动2:准备与实施
工作活动3:评价与总结
工作活动4:任务拓展(课后完成)

工作活动 1：任务确立

一、活动思考

问题1：根据对王女士的基本介绍，你觉得还可以询问哪些问题，以更好地帮助她找到手臂皮肤形成毛囊角化症的原因？

_____

_____

问题2：根据对王女士基本信息的了解，你觉得护理环节中设计哪些技法是解决毛囊角化症最关键的步骤？

_____

_____

二、工作任务确立

1. 客户需要的是：皮肤平滑☐　　　皮肤白皙☐　　　皮肤光洁☐

2. 客户的期待是：身体皮肤肤色均匀☐　　　身体皮肤光滑☐　　　舒适减压☐

工作活动 2：准备与实施

一、活动思考

问题1：美容师在分析判断顾客身体皮肤问题后，应该与顾客沟通制订怎样的护理计划，请详细列出来。

_____

_____

问题2：根据对王女士基础信息的了解，你觉得她在平时生活中应该注意些什么。

_____

_____

二、活动实施

1. 顾客沟通

要求：根据分析判断，用专业话术告知顾客护理计划，明确所有环节及所选择的产品及仪器的功效，包括即将进行的操作和注意事项。

2. 顾客准备

要求：顾客准备中美容师应按照美容基础护理中所学的顾客准备流程，帮助顾客更衣,铺设美容床,将顾客安顿于美容床上,并时刻关注顾客感受,保护好顾客隐私。

3. 材料准备

免洗消毒液、按压式酒精瓶、小棉片、抽纸、珍珠棉、无纺布床单、保护巾、小玻碗 4 个、压舌板、沐浴露、去角质颗粒、蒸馏水、爽身粉、保鲜膜、小剪刀、按摩油、体膜、体膜碗、体膜刷、保温毯、身体乳。

4. 毛囊角化症护理操作

(1)流程:表层清洁—深层清洁—仪器(G5＋真空吸啜仪)—按摩—体膜—润肤。

(2)消毒:推车、玻碗、仪器配件、美容师双手。

(3)安顿顾客:铺无纺布床单,以俯卧位的姿势将顾客安顿于美容床上。

(4)将需要清洁的一侧手臂部位露出,并做好保护顾客毛巾及隐私部位的工作。

(5)皮肤清洁技术操作:清洁和深层清洁步骤可以分别依次操作,也可以根据需要将沐浴露和去角质颗粒混合后,将清洁与深层清洁步骤二合一操作。

(6)用湿棉巾擦拭清洁部位。

(7)用干毛巾擦拭清洁部位。

(8)无纺布撤除。

(9)检查:用双手去触摸清洁部位的皮肤,检查有无颗粒残留。

备注:对侧手臂操作与另一侧同样。

(10)将 G5 仪器置于合适的、稳定的位置,检查插头和导线是否安全;检查电流强度调节挡是否归零。

(11)测试仪器是否正常工作。

(12)准备探头:将探头消毒后包裹上保鲜膜。

(13)涂抹滑石粉:在顾客操作区域涂抹滑石粉。

(14)打开仪器的开关,调节探头振动频率,待合适后放置于操作部位。

(15)操作时间控制在 10—15 分钟,结束后强度归零,关机。

(16)将真空吸啜仪器置于合适的、稳定的位置,检查插头和导线是否安全;检查玻璃吸杯杯口有无裂口。

(17)测试仪器是否正常工作(美容师在手腕内侧测试吸附力度)。

(18)消毒玻璃吸杯。

(19)施油:在顾客操作区域涂抹按摩油。

(20)打开仪器的开关,将吸杯放于顾客身体,按手臂淋巴回流方向,做单向引流操作。

(21)操作时间控制在局部 5—10 分钟,结束后强度归零,关机。

(22)清洁干净顾客操作部位。

(23)将毛巾用无纺布保护好,防止毛巾被污染。

（24）用体膜刷均匀将体膜涂敷在两手臂。

（25）用保温毯覆盖完整，进行保温，停留 15—20 分钟。

（26）卸除体膜，撤除保温毯。

（27）检查：是否有体膜残留。

（28）涂抹身体乳。

（29）整理工作台。

拓 展 学 习

| G5 按摩仪 | G5 按摩仪 | 身体真空吸嘬仪工作 | 真空吸嘬仪 |
| 工作原理 | 操作技术 | 原理、作用及禁忌 | 操作技术 |

5. 依据护理计划，写出详细项目，并写出设计每个环节的目的

序号	环节	目的
1（示例）	表层清洁	清除表皮污垢

工作活动 3：评价与总结

一、评价

一级指标	二级指标	评价内容	分值	自评	互评	教师
工作能力	专业素养	能够在顾客准备时保护顾客隐私、关注顾客感受	10			
		与顾客沟通时，表达清晰	10			
	实践操作能力	能够根据判断结果，制订出合理的护理计划	15			
		能够根据判断结果，有条理地准备毛囊角化症护理所需物品及材料	20			
		能够独立完成所有操作	25			
		能够根据判断结果，给出家居护理建议	20			

二、总结

顾客维护	优点	
	不足	
沟通与表达	优点	
	不足	
问题皮肤分析	优点	
	不足	
技法操作流畅	优点	
	不足	
物品准备完整	优点	
	不足	

工作活动 4：任务拓展

请在本校找 1 位手臂或大腿皮肤有毛囊角化症的女生，完成下表：

顾客姓名：	年龄：	日期：
年限：		
饮食情况：		
曾用产品使用情况：		
顾客需求：		
护理计划：		
疗程计划：		

首次护理前照片	末次护理后照片

工作任务 3　多余毛发护理

学生工作手册

◆ 工作情景描述

在夏季,女性朋友们倾向于选择时尚、运动或休闲等多样化的服装,这使得皮肤暴露的部位,如四肢、腋下等,会因体毛过长或过浓密而使人感到不适。特别是当穿着比基尼时,私密处毛发的外露不仅影响美观,还可能造成尴尬的不雅观局面。这些问题常常成为女性朋友们的小烦恼。因此,脱毛成了解决这些困扰的有效方法。

◆ 任务情景描述

你作为美容师,今天接待到一位顾客。顾客自述,姓李,27 岁,是一名白领工作者,经常要跟客户谈项目,平时穿衣打扮比较注重形象。她在家经常用脱毛膏脱毛,可是长出来的毛发很黑很粗,而且维持的时间不够持久,所以想了解并找到合适自己的脱毛方法,去除腋下和四肢部的毛发。

◆ 学习目标

1. 知识目标

(1) 了解脱毛的作用。
(2) 熟悉脱毛产品的分类。
(3) 熟悉美容院顾客脱毛的流程。

2. 能力目标

(1) 能根据顾客毛发状况选择适宜的脱毛产品。
(2) 能规范操作蜜蜡脱毛技法。

3. 素质目标

(1) 培养学生细致认真的专业素养。
(2) 培养学生树立良好的服务意识和态度。

◆ 建议学时

4 学时

◆ 工作流程与活动

工作活动 1:任务确立(课前自学)
工作活动 2:准备与实施
工作活动 3:评价与总结

工作活动 1:任务确立

一、活动思考

问题 1:在顾客进行脱毛技术操作之前,美容师应该告知顾客常见的脱毛方法有哪些,包括每种脱毛方法的优缺点有哪些。

_____

问题 2:应该如何告知顾客她在家里使用脱毛膏后毛发会很黑很粗的原因?

_____

_____

二、工作任务确立

1. 客户需要的是:四肢无多余毛发 ☐　　　腋下无多余毛发 ☐　　　比基尼脱毛 ☐

2. 客户的期待是:四肢皮肤光洁 ☐　　　腋下光洁 ☐　　　舒适 ☐

三、技术预习

观看脱毛技术操作视频,完成下表:

热蜡脱毛操作　　　　　　　　暖蜡脱毛操作

操作观察记录表(一)

观察项目	腋下脱毛(热蜡脱毛)	提出问题
操作过程 记录		

观察项目	腋下脱毛（热蜡脱毛）	提出问题
需记录的 其他事项		

操作观察记录表（二）

观察项目	四肢脱毛（暖蜡脱毛）	提出问题
操作过程 记录		
需记录的 其他事项		

工作活动 2:准备与实施

一、活动思考

问题 1:为什么推荐顾客做蜜蜡脱毛项目?

_____

_____

问题 2:在实施腋下脱毛时,需要提前做好什么测试? 需要观察什么? 应该怎样涂蜡?

_____

_____

二、活动实施

1. 物品准备

按照物品清单准备好清单上的物品,将所需物品放置于推车上,并做好护理前准备。

2. 护理床准备

根据护理需要,准备好铺设物品,规范铺设美容床。

3. 腋下脱毛操作实施

要求:两位同学组成一个学习小组,分别扮演美容师和顾客的角色,完成操作。

工作活动 3:评价与总结

一、操作评价

指标	评价内容	分值	自评	互评	教师
准备工作	美容师仪容仪表准备:包括工作服、工作鞋、头发、指甲、饰品	10			
	工作区域准备(将有关工具、用品进行消毒,并摆放于适当的位置)	5			
	安顿顾客:招呼顾客舒适躺下,保护顾客隐私,准备用品及产品	5			
	确保顾客已卸除首饰	5			
	操作过程符合卫生要求,操作者消毒双手及物品	5			
	产品准备:物品准备齐备;取用产品的工具需要清洁、消毒	5			

指标	评价内容	分值	自评	互评	教师
观察测试	根据腋下毛发情况分区处理的方式	5			
	试温	10			
	分区部位暴露充分、顾客隐私得以保护	5			
脱毛操作	消毒	5			
	涂抹滑石粉（视情况而定是否修剪）	5			
	上蜡方向、撕拉方向正确	10			
	操作结束后皮肤未造成红肿或损害	2			
	用镊子拔除残留的毛发方法正确	5			
	涂抹镇静产品	5			
专业素养	整个操作过程中须妥善照顾顾客（保护顾客隐私等）	5			
	整个操作过程中须有良好的消毒意识	5			
	采取正确的沟通方式与顾客进行交流	3			
总分					

二、总结

顾客维护	优点	
	不足	
沟通与表达	优点	
	不足	
物品准备完整	优点	
	不足	
观察测试判断准确	优点	
	不足	
脱毛操作技术	优点	
	不足	
操作后效果	优点	
	不足	

工作活动 4:任务拓展

问题 1:顾客做腋下脱毛护理的项目时,可能会出现哪些情况? 美容师该提前准备什么? 告知顾客回家应注意什么?

_____

_____

问题 2:顾客做四肢脱毛护理的项目时,可能会出现哪些情况? 美容师该提前准备什么? 告知顾客回家应注意什么?

_____

_____

问题 3:总结有哪些情况的顾客是不适合做电疗脱毛项目的。

_____

_____

模块 2

身体按摩

项目1 身体按摩基本手法的应用

1.1 工作任务导入

项目1 工作任务书	
顾客 基本情况	女性,想做身体按摩。顾客因工作长期久站,腿部酸胀劳累,腰背部不舒服,非常疲劳。工作压力比较大,精神紧张
顾客诉求	1. 了解身体按摩的形式和项目种类 2. 感受一次完整的身体按摩基本手法 3. 经过按摩后,缓解疲劳,舒缓身心
行业企业 基本要求	本项目根据顾客的需求,依据美容师国家职业标准和国际美容师职业标准,要求美容师在对顾客身体皮肤进行分析后,选择适宜的产品和技术,对顾客全身皮肤进行身体按摩专业操作后,达到使顾客缓解疲劳、舒缓身心的效果,满足顾客需求
工作任务 要求	任务要求:明确工作任务书要求,与顾客进行充分沟通,对任务过程所需使用到的产品、工具和技术环节进行护理方案制定,并根据方案进行实际操作 任务形式:方案设计、方案实施 建议学时: 工作任务1　按摩基本功应用　　　　　　　4学时 工作任务2　五大基本按摩手法的应用　　　4学时
工作标准	1. 美容师国家职业标准(三级) (1) 能根据顾客的身体状况选择适宜的SPA护理项目 (2) 能按所选SPA护理项目程序,使用相关产品、设备并运用SPA按摩手法进行护理 2. 国际美容师职业标准及世界技能大赛标准 (1) 能够进行按摩的基本功应用 (2) 能够熟练运用五大按摩基本手法

1.2 任务准备

　　课前:请同学们两人一组进行任务实施前准备。确定小组成员名单,确定分工顺序,完成线上资源观摩学习任务,填写任务准备单。

小组成员一姓名	顾客姓名	查阅身体皮肤常见的问题有哪些：
小组成员二姓名	顾客姓名	查阅身体皮肤干燥脱皮的常用解决方法有哪些：

1.3　知识准备

一、身体按摩概述

1. 身体按摩的定义

身体按摩是指运用各种特定的手法和技巧,对人体的肌肉、肌腱、筋膜、韧带、结缔组织等相关软组织进行按压、揉捏、推擦、震动、叩击等操作,以促进血液循环、缓解肌肉紧张和疼痛、调节身体机能、增强身体柔韧性、放松身心、改善健康状况的一种物理治疗方法。身体按摩的主要目的是放松肌肉、缓解疼痛、促进血液循环、增强淋巴流动、减少压力和焦虑,以及提高身体的灵活性和运动范围。身体按摩不仅用于放松和休闲,也被广泛应用于运动恢复、康复治疗、疼痛管理、压力缓解等领域。在专业的形体美容中,身体按摩可以说是最核心的技术,也是消费者对美容师专业性评价的主要关注点。

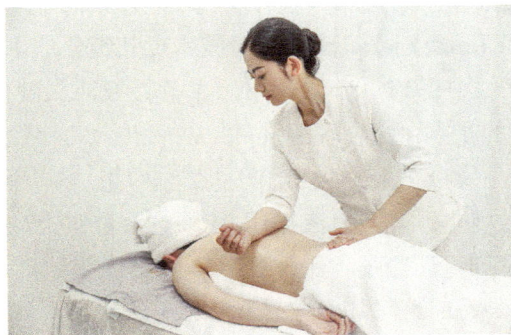

图 2-1　背部按摩

2. 身体按摩的起源

身体按摩作为一种古老的治疗和保健手段，其历史可以追溯到数千年前。在不同的文化和文明中，按摩都扮演着重要的角色。在中国，按摩疗法的历史非常悠久。早在先秦时期的医学典籍，如《黄帝内经》中，就有关于按摩的详细记载。中医认为按摩能够疏通经络、调和气血、调节脏腑功能，从而达到治疗疾病和保健的目的；古埃及人也将按摩用于医疗和保健。他们相信按摩不仅能够治疗疾病，还能保持身体健康。古埃及的医学文献中记录了多种按摩技术，这些技术被用于治疗各种疾病。古希腊的医学之父希波克拉底（Hippocrates）在其著作中提到了按摩对身体的益处，他认为按摩有助于缓解肌肉疼痛和促进身体健康。在印度，古老的阿育吠陀（Ayurveda）医学体系中，按摩被视为非常重要的治疗和养生手段之一。阿育吠陀按摩技术至今仍被广泛使用。

随着时间的推移，不同地区和文化的按摩技术不断发展和演变，形成了各具特色的按摩流派和方法。这些流派不仅包括了传统的手法，还融入了现代的科学理念和技术，使得按摩疗法更加多样化和专业化。现代按摩疗法已经发展成为一个包含多种技术和方法的广泛领域。它不仅包括传统的手法，还结合了解剖学、生理学和心理学等现代医学知识，以提高按摩的疗效和安全性。按摩疗法在缓解肌肉紧张、改善血液循环、减轻疼痛、促进放松和提高生活质量等方面发挥着重要作用。

3. 身体按摩的分类

在我国，通常按照按摩手法特点将按摩分为两大类：一类是中式按摩；另一类是西式按摩。其中中式按摩又分为医疗按摩和日常保健按摩。医疗按摩主要用于疾病的治疗，例如疼痛类治疗、小儿推拿治疗等。而保健按摩可以应用在中医养生保健调理中，利用操作手法以达到放松肌肉、消除疲劳、舒筋活络的目的。常见的西式按摩，根据操作手法及技巧的不同，分为瑞典式按摩、LOMI LOMI夏威夷按摩、热石按摩、淋巴按摩等。西式按摩的主要特点主要是使用精油产品为按摩介质，配合按摩手法以达到放松肌肉、促进全身血液循环、刺激身体淋巴回流、兴奋周围神经以达缓解疲劳等目的。

瑞典式按摩，作为西式按摩的典范，起源于19世纪初的瑞典，由瑞典医生佩尔·亨里克·林格（Per Henrik Ling）创立。这种按摩技术以其经典的手法和商业价值，在现代SPA水疗中心和保健机构中得到了广泛应用。在世界技能大赛的身体护理模块中，选手们需要将瑞典式按摩的基本手法合理编排，形成一套按摩套路进行展示。

瑞典式按摩的手法主要分为五大类：按抚、揉捏、叩敲、震动和摩擦。美容师将这些手法巧妙配合，能够有效促进顾客的血液循环，使顾客放松肌肉，缓解身体和精神的紧张与疲劳。在进行全身按摩时，这些基本手法的应用特别注重肌肉的舒展和关节的活动，旨在改善身体的柔韧性、增强身体机能，并提升整体的舒适感，从而促进身心健康。通过这种细致入微的按摩方式，瑞典式按摩不仅能够为顾客带来即时的放松和舒缓，还能够长期维护和提升顾客身体的健康状态。

拓 展 学 习

身体按摩的定义及五大手法

二、按摩的基本功

1. 按摩基本功的定义

按摩基本功是指从事按摩工作所必须具备的基础技能和素养,包括对各种按摩手法的熟练掌握、正确的发力方式、精准的力度和节奏控制、对人体解剖结构的熟悉,并且具备敏锐的触觉感知能力,以及良好的沟通和观察能力,这些基本的技能和素养是进行有效、安全且舒适的按摩操作的重要保障。

2. 按摩基本功的练习方法

(1)手法练习:准备一个柔软的按摩垫或枕头,在上面反复练习各种基本手法,如推、拿、按、揉、摩等。可以先从单一手法开始,逐渐增加手法的组合和变化。对着镜子练习,观察自己的手法是否标准、流畅。

(2)力度控制练习:可以使用一个压力测量工具,如压力传感器或简单的弹簧秤,在练习时感受不同力度的施加,并记录和比较数据,以逐渐掌握准确的力度控制。找不同硬度的物体,如海绵、橡胶球、木块等,用相同的手法施加不同的力度,体会力度变化带来的感觉差异。

(3)节奏练习:借助节拍器,设定不同的节奏,按照节奏进行按摩手法的操作,培养稳定的节奏感。录制自己的按摩练习过程,回放时重点关注节奏的稳定性和连贯性,不断调整改进。

(4)触觉感知练习:闭上眼睛,用手指触摸不同质地和形状的物体,如米粒、豆子、棉花等,提高触觉的敏感度。在按摩练习中,专注于手指下的触感,尝试分辨肌肉的紧张程度、结节等。

(5)身体姿态和发力练习:在进行按摩时,保持身体的正直和放松至关重要。可以通过模拟按摩动作来练习正确的姿势,注意保持脊柱的自然曲线,避免长时间保持同一姿势或过度弯曲。练习发力技巧时,要体会从身体重心和大肌肉群发力的感觉,而不是仅依赖手臂的力量。这可以通过模拟按摩动作,如推、揉、捏等,来练习和掌握。进行一些简单的核心力量训练,如平板支撑、仰卧抬腿、腿部提升等,以增强身体的稳定性和力量传导能力。这些训练有助于提高按摩时的耐力和控制力。按摩的气韵,即按摩的节奏和流畅性,可以通过练习中国武术、太极或瑜伽等方式来培养。这些活动有助于增强自身对力量的控制,提高身体协调性和平衡感。在练习中,注重姿态的控制和转换,确保在不同的按摩姿势之间能够流畅过渡,减少不必要的身体紧张和疲劳。在练习中加入呼吸的协调,通过深呼吸来放松身体,增强按摩的连贯性和节奏感。在练习过程中,寻求同学或教师的反馈,及时调整不正确的姿势和发力方式,以避免长期的错误习惯。将这些练习融入日常训练中,持续提高身体姿势和发力技巧,以适应各种按摩场景和客户需求。

(6)沟通和观察练习:参加角色扮演活动,模拟与客户的交流场景,提高沟通技巧和观察能力。反复观看相关的按摩教学或比赛视频,分析美容师与被按摩者之间的互动,学习有效的沟通和观察方法。

三、五大基本按摩手法的应用

(1)按抚法:将单手或双手的手掌掌面平放于所选用的体表某一部位上,对皮肤施以适当的压力,按摩的方向应顺着淋巴流动或静脉流动方向。手的运动路径应遵循客户身体的自然轮廓,以确保按摩的流畅性和舒适性。根据按摩部位的肌肉和结构特点调整力度,从轻微的触摸到深层的压力按摩,力度应均匀且适宜。按抚法分为表层按抚法和深层按抚法两种类型。表层按抚主要用于按摩开始时施油和操作过程中与其他动作的衔接与过渡,同时具有安抚放松的效果。深层按抚作用于皮下组织和肌肉,可以促进血液循环、加速淋巴循环,帮助排除体内多余水分和老废物质。

(2)揉捏法:分为揉法和捏法。揉法用掌根紧贴于机体的某一部位,加以适当的压力,做小圆形移动,带动相关部位组织一起运动。捏法需要双手协同作用,先向下按压以放松肌肉,然后进行提捏和挤压,以刺激肌肉纤维。揉捏法作用于皮下组织和肌肉,主要的作用是促进血液循环、刺激淋巴系统排出代谢废物、帮助脂肪分解、消除水肿。与轻柔的按抚法相比,揉捏法的力度更强,属于较为刺激的手法。操作时需要利用身体的力量,将力度均匀地传递到深层组织,以达到更好的渗透效果。在操作揉捏法时,美容师应保持手法的连贯性和节奏性,避免力度的突然变化,确保客户感到舒适而非疼痛。

(3)摩擦法:通过摩、擦、搓等手法在机体表面做来回的动作,以达到促进血液循环、放松肌肉的目的。西式的摩擦手法和中式的摩擦手法相比,力度相对比较轻柔一些,但是操作时力度也需要下沉且有深度。摩擦法应以稳定的节奏进行,动作要连贯,以确保按摩的一致性和效果。

(4)叩敲法:属于刺激类手法,包括敲、叩、打、击、拍等多种动作,这些手法的节奏轻快,旨在刺激各组织,提高局部活力。敲法是用手指端对选定的体表某一部位进行轻重适宜、节律均匀的连续性敲的动作,根据体表部位面积的大小选定运用手指的多少。叩法包含手腕的扭转,用三指的游离缘部位轻弹在所选定的体表某一部位上,产生轻微的冲击感。叩敲法适用于肌肉紧张、局部疲劳、血液循环不良和软组织损伤的恢复。

叩敲法不适用于骨骼突出或敏感部位,以避免造成不适或伤害。在操作过程中,应避免在骨骼部位使用叩敲法,特别是对于那些有骨质疏松或其他骨骼问题的客户。

(5)震动法:将手掌平放在施术部位,通过快速地收缩和放松前臂和手部的肌肉,产生细微而有节奏的震动。这种震动的主要作用是激活神经通路,促进其通畅,同时增强神经的敏感度,从而提升机体对刺激的反应能力。

拓 展 学 习

身体按摩基本手法演示

四、按摩的禁忌证

美容师除了掌握按摩的技巧和适应范围之外,还需要学习常见疾病的相关知识,要清楚人体在某些疾病状态或某些特定生理时期时是不能进行按摩的,也就是要掌握按摩禁忌证,以确保按摩的安全性和有效性。

(1)急性损伤期:如骨折、关节脱位、肌肉拉伤等急性创伤,在损伤初期进行按摩可能会加重病情。

(2)皮肤疾病:患有皮肤感染、溃疡、烧伤或湿疹等皮肤病的部位,按摩可能导致病情扩散或加重。

(3)出血性疾病:如血友病、血小板减少性紫癜等,按摩可能引起出血不止。

(4)严重心脑血管疾病:急性心肌梗死、不稳定型心绞痛、脑出血急性期等,按摩可能会加重心脏负担或导致血管破裂。

(5)恶性肿瘤:肿瘤部位一般禁止按摩,以免肿瘤细胞扩散。

(6)高烧发热:身体发热时按摩可能会加重不适。

(7)孕妇:孕妇的腹部、腰骶部等特定部位通常不宜按摩,以免影响胎儿。

(8)炎症:急性化脓性炎症,如骨髓炎、蜂窝织炎等,按摩可能促使炎症扩散。

(9)严重骨质疏松:按摩时的压力可能导致骨折。

(10)身体极度虚弱:身体极度虚弱的人可能无法承受按摩的刺激。

1.4 工作任务实施

工作任务1　按摩基本功应用

学生工作手册

◆ 工作情景描述

　　美容师具备扎实的基本功能确保按摩手法的准确性和有效性，能提升客户满意度，并且减少职业损伤，正确的姿势和发力方式等基本功可以降低美容师自身的体力消耗，减少长期工作导致的手部、肩部、腰部等部位的职业损伤。对基本功的熟练掌握能保证按摩安全，提高工作效率，让美容师在工作中更加自信，从容应对各种按摩需求和情况。美容师整体基本功水平的提高有助于提升整个按摩行业的专业形象和声誉。按摩基本功练习是身体按摩技术应用的第一环节，也是保障顾客舒适度的必要环节。

　　你参加了美容技能竞赛身体护理赛项选拔赛，今天，按照选拔要求需要展示按摩基本功技术操作，你需要熟悉选拔赛技术要求并按照规范完成操作。

◆ 学习目标

1. 知识目标

（1）掌握按摩基本功的定义。
（2）熟悉按摩基本功练习的内容。

2. 能力目标

（1）能根据顾客的身体状况选择合适的按摩手法。
（2）能规范完成身体按摩基本功的操作。

3. 素质目标

　　（1）让学生体会劳动的价值和意义，培养学生热爱劳动的意识，促使学生不断提升自身专业能力。
　　（2）培养学生追求精益求精的技法，对工作任务认真负责，不断练习学习，提高质量和水平。

◆ 建议学时

4 学时

◆ 工作流程与活动

工作活动 1：任务确立（课前自学）
工作活动 2：准备与实施
工作活动 3：评价与总结

工作活动 1：任务确立

一、活动思考

问题 1：在接到竞赛任务后，你认为需要加强哪些基本功的练习？

问题 2:在进行正式基本功比赛时,你认为展示基本功的时候有没有需要注意的地方?

_____

_____

二、工作任务确立

1. 比赛的内容是:面部护理☐　　身体护理☐

2. 比赛包含的内容:手法☐　　力度控制☐　　节奏☐　　触觉感知☐
身体姿势和发力☐　　沟通和观察☐

3. 比赛过程中最重要的是:身体按摩基本功灵活运用☐　　身体按摩比赛节奏的把控☐

工作活动 2:准备与实施

一、活动思考

问题 1:在展示按摩基本功操作之前,美容师应当做什么样的准备?

_____

_____

问题 2:按摩基本功展示过程中,如何进行有效的沟通展示?

_____

_____

二、活动实施

1. 物品准备

要求:准备好消毒用品、按摩枕、节拍器、瑜伽垫等使用工具,完成物品清单。

序号	物品及数量	用途
1(示例)	瑜伽垫	瑜伽垫的弹性可以帮助学生在做基本功练习时,起到减少关节与地面摩擦及让身体更好伸展的作用

续表

序号	物品及数量	用途

2. 身体按摩基本功操作实施

要求:两位同学组成一个学习小组,分别扮演美容师和顾客的角色,完成操作。

工作活动 3:评价与总结

一、评价

一级指标	二级指标	评价内容	分值	自评	互评	教师
工作能力	专业素养	能够顺利进行自我介绍,表述清晰自然	20			
		能够在模拟与顾客沟通过程中,表达自然,流畅,专业术语准确	20			
	实践操作能力	能够在按摩枕上熟练准确展示推、拿、按、揉、敲、摩等手法	20			
		能够根据节拍器变换展示不同按摩韵律节奏	20			
		能够完成平板支撑1分钟操作,正确完成身体按摩姿势展示	20			

二、总结

沟通与表达	优点	
	不足	
按摩基本功手法准确性	优点	
	不足	
节奏感展示准确性	优点	
	不足	
身体姿势展示美感	优点	
	不足	

工作任务 2　五大基本按摩手法的应用

学生工作手册

◆ 工作情景描述

身体按摩五大基本手法的熟练应用,可以帮助美容师更精准地针对不同部位和症状进行有效的按摩,从而更好地实现放松肌肉、促进血液循环、缓解疼痛等效果。不同顾客的身体状况和按摩需求各异,熟练运用这五大手法可以为客户提供个性化、高质量的按摩服务,提升客户的满意度。在美容行业中,拥有精湛的手法技巧能够使从业者在竞争中脱颖而出,获得更多的工作机会和职业发展空间。

◆ 任务情景描述

你们美容院这个月推出了 39.9 元体验背部或者足部 30 分钟五大基础按摩手法的套餐。今天你接待了一位张女士,她年龄 24 岁,会计工作者,无生育情况。根据自述得知,她长期面对电脑,肩颈腰背不舒服。前天购买了活动套餐,今天来体验。请根据顾客的实际情况,实施操作。

◆ 学习目标

1. 知识目标

(1) 掌握瑞典式按摩的定义及作用。
(2) 掌握按摩的五大基本手法作用。

2. 能力目标

(1) 能根据顾客的身体状况选择合适的按摩手法。
(2) 能规范操作身体按摩五大基本手法。

3. 素质目标

(1) 让学生体会劳动的价值和意义,培养学生热爱劳动的意识,促使学生不断提升自身专业能力。
(2) 培养学生强化服务意识,树立主动服务他人、关爱他人的意识。树立积极主动沟通的理念,提高沟通表达能力。

◆ 建议学时

4 学时

◆ 工作流程与活动

工作活动 1:任务确立(课前自学)
工作活动 2:准备与实施
工作活动 3:评价与总结
工作活动 4:任务拓展

工作活动 1:任务确立

一、活动思考

问题 1:根据对张女士的基本信息的了解,你觉得她最应该通过按摩解决的首要问题是什么?

_____

_____

_____

问题 2:在给顾客进行身体按摩操作之前,美容师需要具备哪些技法来完成按摩体验?

_____

_____

_____

_____

二、工作任务确立

1. 客户需要体验的是:面部护理□　　身体护理□

2. 客户需要的是:身体按摩□　　身体分析□　　身体清洁□

3. 客户期待的是:身心放松□　　压力释放□

三、技术预习

观看五大基本手法按摩操作视频,完成下表:

操作观察记录表

观察项目	五大基本手法按摩操作	提出问题
操作过程记录		

续表

观察项目	五大基本手法按摩操作	提出问题
需记录的 其他事项		

工作活动 2：准备与实施

一、活动思考

问题 1：在正式按摩操作之前，美容师应当做什么样的准备？

_____

_____

问题 2：在为顾客按摩过程中，按摩技法操作时有哪些需要特别注意的地方？

_____

_____

二、活动实施

1. 物品准备

要求：按照物品清单，将所需物品放置于推车上，并做好护理前准备。

2. 护理床准备

要求：根据护理需要，准备好铺设物品，规范铺设美容床。

3. 身体按摩

要求：两位同学组成一个学习小组，分别扮演美容师和顾客的角色，完成操作。

工作活动3：评价与总结

一、评价

指标	评价内容	分值	自评	互评	教师
准备工作	美容师仪容仪表准备：包括工作服、工作鞋、头发、指甲、饰品	10			
	工作区域准备（将有关工具、用品进行消毒，并摆放于适当的位置）	5			
	安顿顾客：安顿顾客舒适躺下，保护顾客隐私，准备用品及产品	5			
	确保顾客已卸除首饰	5			
	操作过程符合卫生要求，操作者消毒双手及物品	5			
	产品准备：物品准备齐全；取用产品的工具需要清洁、消毒	5			
按摩手法操作	按摩动作必须包括5种基本按摩手法（按抚法、揉捏法、摩擦法、叩敲法、震动法）	15			
	对基本手法操作正确规范，力度选择适中、沉稳，节奏、频率适宜且有韵律感	15			
	操作过程中按摩者按摩姿势恰当且美观	10			
护理后整理	完成身体护理后须保持工作区域物品清洁、整齐	5			
	在指定时间内完成操作	5			
专业素养	整个操作过程中须妥善照顾顾客（保护顾客隐私等）	5			
	整个操作过程中须有良好的消毒意识	5			
	采取正确的沟通方式与顾客进行交流	5			
总分					

二、总结

顾客维护	优点	
	不足	
沟通与表达	优点	
	不足	
物品准备	优点	
	不足	
护理部位暴露	优点	
	不足	
五大基本手法按摩操作技术	优点	
	不足	
顾客反馈	优点	
	不足	

工作活动 4：任务拓展

两个同学一组，完成腿部基础按摩手法课后练习并记录练习成效，如下表：

练习时长	练习"学习通"视频	练习后总结（优点及问题解决方法）

项目 2　身体分体位瑞典式按摩

2.1　工作任务导入

项目 2　工作任务书	
顾客 基本情况	女性,经常到店做中式身体按摩,想体验一次瑞典式按摩。顾客因工作长期久站,腿部酸胀劳累,腰背部不舒服,非常疲劳。工作压力比较大,精神紧张
顾客诉求	1. 体验一次全身瑞典式按摩 2. 经过按摩后,缓解疲劳,舒缓身心
行业企业 基本要求	本项目根据顾客的需求,依据美容师国家职业标准和国际美容师职业标准,要求美容师在对顾客身体皮肤进行分析后,选择适宜的产品和技术,对顾客全身皮肤进行身体按摩专业操作后,达到使顾客缓解疲劳、舒缓身心的效果,满足顾客需求
工作任务 要求	任务要求:明确工作任务书要求,与顾客进行充分沟通,对任务过程所需使用到的产品、工具和技术环节进行护理方案制定,并根据方案进行实际操作 任务形式:方案设计、方案实施 建议学时: 工作任务 1　俯卧位的按摩应用　　4 学时 工作任务 2　仰卧位的按摩应用　　4 学时
工作标准	1. 美容师国家职业标准(四级) 能运用按抚、扣抚、摩擦、震动、揉捏等手法进行全身按摩 2. 国际美容师职业标准及世界技能大赛标准 (1)能够熟练运用五大按摩基本手法 (2)能够根据顾客需求熟练操作身体仰卧位、俯卧位按摩手法 (3)能够根据要求完成瑞典式按摩、运动按摩等按摩套路

2.2　任务准备

　　课前请同学们两人一组进行任务实施前准备。确定小组成员名单,确定分工顺序,完成线上资源观摩学习任务,填写任务准备单。

小组成员一姓名	顾客姓名	根据线上学习视频资源,理出瑞典式按摩俯卧位的操作步骤:
小组成员二姓名	顾客姓名	根据线上学习视频资源,理出瑞典式按摩仰卧位的操作步骤:

2.3 知识准备

一、瑞典式按摩俯卧位的操作流程

身体按摩流程演示

1. 准备工作

(1)顾客沟通:根据接待和咨询礼仪要求,引导顾客进入护理区域,用专业话术告知顾客即将进行的操作和注意事项。

(2)环境准备:确保按摩环境安静、整洁、温度适宜。

(3)顾客准备:按照美容基础护理中所学的顾客准备流程,帮助顾客更衣、铺设美容床,将顾客安顿于美容床上,并时刻关注顾客感受,保护好顾客隐私。

(4)材料准备:根据物品清单,准备好免洗消毒凝胶、酒精瓶、75%消毒用酒精、棉片、按摩油或按摩膏、小玻碗、纸巾。

2. 俯卧位腿部按摩流程

(1)消毒双手:使用免洗消毒凝胶消毒双手。

（2）腿部按摩准备：暴露需要按摩的整条腿，利用毛巾做好隐私保护，在足踝处垫毛巾卷，顾客俯卧位。

（3）消毒足部：使用 75％酒精棉片消毒顾客足部皮肤。

（4）施油：将按摩油倒于掌心预热，使用按抚法将按摩油均匀施于腿部。

（5）按抚腿部：双手从足踝向上按抚至大腿根部，再从大腿两侧包回向下拉抹至足底。

（6）掌推腿部：双手掌从足踝向上沿腿部外侧交替推至大腿根部，再由两侧包回向下拉抹至足底；双手掌从足踝向上沿小腿中部线交替推至腘窝，在腘窝处用拇指交替轻揉，再由大腿中线向上推至大腿根部，最后由两侧包回向下拉抹至足底；双手掌从足踝向上沿腿部内侧交替推至大腿根部，再由两侧包回向下拉抹至足底。

（7）提拉大腿内侧：双手交替提拉大腿内侧，再由大腿两侧包回向下拉抹至足踝。

（8）按抚腿部：双手从足踝向上按抚至大腿根部，再从大腿两侧包回向下拉抹至足底。

（9）拿捏腿部：双手依次交替拿捏小腿内侧、大腿内侧、大腿中线、大腿外侧至小腿外侧。

（10）按抚腿部：双手从足踝向上按抚至大腿根部，再从大腿两侧包回向下拉抹至足底。

（11）拧按腿部：双手手掌从足踝开始由下至上，再由上至下拧按整个腿部。

（12）分压腿部：双手手掌从足踝向上分压至大腿根部，再由大腿根部向下分压至足踝。

（13）按抚腿部：双手从足踝向上按抚至大腿根部，再从大腿两侧包回向下拉抹至足底。

（14）叩敲腿部：虚掌叩敲整个腿部。

（15）叩敲腿部：虚拳叩敲整个腿部。

（16）震动腿部：双手放置于腿部两侧，由上至下震动腿部，滑至足踝停止。

（17）按抚腿部：双手从足踝向上按抚至大腿根部，再从大腿两侧包回向下拉抹至足底。

备注：对侧腿部按摩流程按摩动作要求与本侧相同。

3. 俯卧位背部按摩流程

（1）背部按摩准备：暴露出顾客背部，利用毛巾做好隐私保护。

（2）施油：将按摩油倒于掌心预热，使用按抚法将按摩油均匀施于背部。

（3）按抚背部：双手掌由腰骶部向上推至斜方肌，提拉斜方肌向外推展至肩头，包绕肩头滑至身体两侧拉回腰骶部。

（4）单侧螺旋打圈：双手掌在身体一侧，交替由腰骶部向上螺旋打圈至斜方肌，叠掌外拉至肩头，绕肩头滑至身体两侧拉抹返回腰骶部。

（5）叠掌揉背部：双手掌在身体一侧重叠，由腰骶部向上掌揉至斜方肌，提拉斜方肌后外拉至肩头，绕肩头滑至身体两侧拉抹返回腰骶部。

（6）掌推背部：双手掌从腰骶部开始，沿竖脊肌交替向上推至斜方肌，提拉斜方肌后外拉至肩头，绕肩头滑至身体两侧拉抹返回腰骶部。

（7）叠掌推背部：叠掌沿竖脊肌推至斜方肌，提拉斜方肌后外拉至肩头，绕肩头滑至身体两侧拉抹返回腰骶部。

（8）按抚背部：双手掌由腰骶部向上推至斜方肌，提拉斜方肌后外拉至肩头，绕肩头滑至身体两侧拉抹返回腰骶部。

（9）拿捏背部：双手于身体一侧，从腰骶部开始向上交替拿捏背部肌肉至肩胛部，再由肩胛部交替拿捏返回至腰骶部。

（10）拧按背部：双手分别置于身体两侧，双手之间形成相互对抗的力量，拧按背部肌肉。

（11）按抚背部：双手掌由腰骶部向上推至斜方肌，提拉斜方肌向外推展至肩头，包绕肩头滑至身体两侧拉回腰骶部。

（12）拿捏斜方肌：双手虎口相对，交替拿捏斜方肌。

（13）拿捏颈部：单手拿捏颈部肌肉，美容师在过程中移动至头位。

（14）按抚背部：美容师立于顾客头位，双手从颈部向下按抚至腰骶部，再沿腰侧向上拉至斜方肌并按抚手臂。

（15）指推肩胛骨缝：双手四指指腹顺肩胛骨内侧缘朝肩胛骨下缘方向交替推按。

（16）拇指推脊柱两侧：双手拇指相对，由上至下指推脊柱两侧肌肉，推至腰骶部后换拉抹动作返回。

（17）按抚背部：双手从颈部向下按抚至腰骶部，沿腰侧向上拉至腋下，再沿斜方肌向上拉至后发际线处。

（18）掌叩背部：美容师立于顾客体侧，双手虚掌，叩敲整个背部。

（19）按抚背部：双手掌由腰部向上推至斜方肌，提拉斜方肌向外推展至肩头，包绕肩头滑至身体两侧拉回腰骶部。

（20）震动背部：双手掌放置于背部，由上至下小幅而快频地震动背部肌肉。

二、身体按摩仰卧位按摩流程

1. 准备工作

（1）顾客沟通：根据接待和咨询礼仪要求，引导顾客进入护理区域，用专业话术告知顾客即将进行的操作和注意事项。

（2）环境准备：确保按摩环境安静、整洁、温度适宜。

（3）顾客准备：美容师应按照美容基础护理中所学的顾客准备流程，帮助顾客更衣、铺设美容床，将顾客安顿于美容床上，并时刻关注顾客感受，保护好顾客隐私。

（4）材料准备：根据物品清单，准备好免洗消毒凝胶、酒精瓶、75％消毒用酒精、棉片、按摩油或按摩膏、小玻碗、纸巾。

2. 仰卧位腿部按摩流程

（1）腿部按摩准备：暴露需要按摩的整条腿，将毛巾卷放置于顾客腘窝处，使顾客舒适放松。

（2）施油：将按摩油倒于掌心预热，使用按抚法将按摩油均匀施于腿部。

（3）按抚腿部：双手从足踝向上按抚至大腿根部，再从大腿两侧包回向下拉抹至足底。

（4）掌推腿部：双手掌从足踝向上沿腿部外侧交替推至大腿根部，再由两侧包回向下拉抹至足底；双手掌从足踝向上沿腿部内侧交替推至大腿根部，再由两侧包回向下拉抹至足底。

（5）提拉大腿内侧：双手交替提拉大腿内侧，再由大腿两侧包回向下拉抹至足踝。

（6）按抚腿部：双手从足踝向上按抚至大腿根部，再从大腿两侧包回向下拉抹至足底。

（7）拿捏腿部：双手依次交替拿捏小腿内侧、大腿内侧、大腿中线、大腿外侧至小腿外侧。

（8）按抚腿部：双手从足踝向上按抚至大腿根部，再从大腿两侧包回向下拉抹至足底。

（9）拧按腿部：双手手掌从足踝开始由下至上，再由上至下拧按整个腿部。

（10）分压腿部：双手手掌从足踝向上分压至大腿根部，再由大腿根部向下分压至足踝。

（11）按抚腿部：双手从足踝向上按抚至大腿根部，再从大腿两侧包回向下拉抹至足底。

（12）叩敲腿部：虚掌叩敲整个腿部。

（13）叩敲腿部：虚拳叩敲整个腿部。

（14）震动腿部：双手放置于腿部两侧，由上至下震动腿部，滑至足踝停止。

（15）按抚腿部：双手从足踝向上按抚至大腿根部，再从大腿两侧包回向下拉抹至足底。

备注：对侧腿部按摩流程按摩动作要求与本侧相同。

3. 仰卧位腹部按摩流程

（1）腹部按摩准备：暴露出顾客腹部，利用毛巾做好隐私保护。

（2）施油：将按摩油倒于掌心预热，使用按抚法将按摩油均匀施于腹部。

（3）按抚腹部：双手螺旋打圈，按抚腹部及侧腰。

（4）拿捏腹部：双手交替拿捏腰腹部。

（5）拧按腰腹部：双手交替拧按腰腹部。

（6）按抚腹部：双手螺旋打圈，按抚腹部及侧腰。

（7）掌指揉腹部：双手重叠，以顺时针方向轻揉腹部。

（8）震动腹部：双手重叠，放置于腹部正中震动。

4. 仰卧位手部按摩流程

（1）手部按摩准备：暴露出顾客手部，利用毛巾做好隐私保护。

（2）施油：将按摩油倒于掌心预热，使用按抚法将按摩油均匀施于手部。

（3）按抚手部：一手握住顾客手腕，一手由下至上推至肩部，再由肩部向下拉回手腕处。

（4）指揉手部：一手握住顾客手腕，一手拇指由下至上揉按手部肌肉，先外侧再内侧。

（5）拿捏手臂：一手握住顾客手腕，一手拿捏手臂外侧、手臂内侧，由下至上。

（6）按抚手部：一手握住顾客手腕，一手由下至上推至肩部，再由肩部向下拉回手腕处。

（7）梳理手掌：双手握住顾客手掌，拇指分别依次揉推顾客手背及手心。

（8）揉捏手指：一手握住顾客手掌，一手拇指依次揉捏顾客手指。

（9）活动腕关节：一手握住顾客手腕，一手与顾客手指交叉，握住顾客手掌做轻柔环绕动作。

（10）震动手臂：一手轻托顾客手腕，一手与顾客手指交叉，美容师用身体的力量向后牵拉顾客手臂进行震动。

（11）按抚手部：一手握住顾客手腕，一手由下至上推至肩部，再由肩部向下拉回手腕处。

三、身体按摩注意事项

1. 动作要流畅：按摩操作过程中，动作之间需要连贯流畅，操作时双手不能同时离开身体表面。

2. 按摩时手法要完整：一套按摩手法操作程序应该是完整的、有设计的。每个手法都应该有一个起点，有一个路径，有一个终点，要完整地完成整套按摩操作。

3. 手的接触要充分：在按摩时尽可能让整个手掌包裹组织，手服帖于操作部位进行按摩，增加顾客舒适感。

4. 选择正确的按压力度：按压时应该根据顾客的年龄、部位和个体承受力度程度而选择相对应的手法力度来进行操作。

5. 按压力度要遵循轻重轻的护理原则。按压时，设计的手法应该有明显的放松和明显的刺激过程，力度变化要循序渐进。

6. 选择正确的操作节奏：使用每种手法时，要根据手法特点调整操作节奏和韵律，以达到按摩舒适感增加的目的。

2.4　工作任务实施

工作任务 1　俯卧位的按摩应用

学生工作手册

◆ 工作情景描述

身体俯卧位的按摩,对于缓解顾客肩背疼痛、腿部疲劳等问题很有帮助。俯卧位包含了按摩中的大部分部位,是全身按摩的起始体位,尤其是背部按摩,通常还会被美容机构设计为有特色的局部按摩作为独立护理项目存在。在部分专业比赛中,由于受限于比赛时间,俯卧位背部按摩也会替代全身按摩作为按摩技艺的主要考核点。

美容师精湛的按摩技法能够为客户带来更舒适、更有效的体验。当顾客在按摩过程中感受到明显的放松和身心愉悦时,他们对美容服务的满意度就会大大提高,从而提高客户的忠诚度和提升口碑。熟练且专业的按摩技法展示了美容师的专业素养和技能水平,让客户对美容师和美容机构产生信任。优秀的美容师能够根据不同客户的肤质、身体状况和需求,进行个性化的调整和定制,提供更贴心、专属的服务。

◆ 任务情景描述

作为美容师,今天你接待了一位 30 岁的张女士,据她自述,她每个月都去养身馆做中式保健按摩项目,她通过朋友介绍了解到你们店瑞典式按摩项目效果很好,所以准备来体验一下。顾客因工作关系,长期久站,腿部酸胀劳累,腰背部不舒服,非常疲劳,想要做次按摩放松。

◆ 学习目标

1. 知识目标

(1)掌握按摩的基本手法。
(2)熟悉身体按摩的注意事项。

2. 能力目标

(1)能根据顾客皮肤状况选择适宜的产品。
(2)能规范操作身体按摩手法。

3. 素质目标

(1)让学生体会劳动的价值和意义,培养学生热爱劳动的意识,促使学生不断提升自我专业能力。
(2)强化服务意识,培养学生主动服务他人、关爱他人的意识。树立积极主动沟通的理念,提高沟通表达能力。

◆ 建议学时

4 学时

◆ 工作流程与活动

工作活动 1:任务确立(课前自学)
工作活动 2:准备与实施
工作活动 3:评价与总结

工作活动 1:任务确立

一、活动思考

问题 1:根据对张女士的了解,你认为本次护理对比中式按摩的优势是什么?

_____

_____

问题 2:在给顾客进行身体按摩操作之前,你需要具备哪些技法?

_____

_____

二、工作任务确立

1. 客户需要体验的是:面部护理□　　　身体护理□

2. 客户需要的是:身体按摩□　　　身体分析□　　　身体清洁□

3. 客户期待的是:身心放松□　　　压力释放□

三、技术预习

观看按摩操作视频,完成下表:

操作观察记录表

观察项目	俯卧位按摩手法按摩操作	提出问题
操作过程记录		

续表

观察项目	俯卧位按摩手法按摩操作	提出问题
需记录的其他事项		

工作活动 2：准备与实施

一、活动思考

问题1：在正式按摩操作之前，美容师应当做什么样的准备？

_____

_____

_____

问题2：在服务顾客按摩过程中，按摩技法操作时有哪些需要特别注意的地方？

_____

_____

_____

二、活动实施

1. 物品准备

要求：按照物品清单，将所需物品放置于推车上，并做好护理前准备。

2. 护理床准备

要求：根据护理需要，准备好铺设物品，规范铺设美容床。

3. 身体按摩

要求：两位同学组成一个学习小组，分别扮演美容师和顾客的角色，完成操作。

工作活动 3:评价与总结

一、操作评价

指标	评价内容	分值	自评	他评
准备工作	美容师仪容仪表准备:包括工作服、工作鞋、头发、指甲、饰品	10		
	工作区域准备(将有关工具、用品进行消毒,并摆放于适当的位置)	5		
	安顿顾客:招呼顾客舒适躺下,保护顾客隐私,准备用品及产品	5		
	确保顾客已卸除首饰	5		
	操作过程符合卫生要求,操作者消毒双手及物品	5		
	产品准备:物品准备齐备;取用产品的工具需要清洁、消毒	5		
身体按摩仰卧位	按摩动作必须包括5种基本按摩手法(按抚法、揉捏法、摩擦法、叩击法、震动法)	15		
	对基本手法操作正确规范,力度选择适中、沉稳,节奏、频率适宜且有韵律感	15		
	操作过程中按摩者按摩姿势恰当且美观	10		
护理后整理	完成身体护理后须保持工作区域物品清洁、整齐	5		
	在指定时间内完成操作	5		
专业素养	整个操作过程中须妥善照顾顾客(保护顾客隐私等)	5		
	整个操作过程中须有良好的消毒意识	5		
	采取正确的沟通方式与顾客进行交流	5		
总分				

二、总结

顾客维护	优点	
	不足	
沟通与表达	优点	
	不足	
物品准备	优点	
	不足	
护理部位暴露	优点	
	不足	
按摩操作技术	优点	
	不足	
顾客反馈	优点	
	不足	

工作任务 2　仰卧位的按摩应用

学生工作手册

◆ 工作情景描述

仰卧位操作流程能让身体各部位均匀受力,维持脊柱自然曲度,减轻腰背压力,仰卧位也方便腹部、四肢等部位的按摩产生作用。比如,腹部按摩能促进胃肠蠕动。专业的美容师可以根据顾客的需求完成仰卧位按摩方案,帮助顾客恢复身体功能,提升生活质量。

◆ 工作情景描述

你作为美容师,今天接待了一位女性顾客,李女士,25岁。顾客自述,由于三餐不规律,长期存在便秘的情况,去医院检查后发现没有健康问题。想通过按摩改善问题,于是到美容院来寻求帮助。

◆ 学习目标

1. 知识目标

(1)复述按摩的基本手法。
(2)复述身体按摩的注意事项。

2. 能力目标

(1)能根据顾客的身体状况选择合适的按摩手法。
(2)能规范操作身体按摩五大基本手法。

3. 素质目标

(1)让学生体会劳动的价值和意义,培养学生热爱劳动的意识,促使学生不断提升自我专业能力。
(2)强化服务意识,培养学生主动服务他人、关爱他人的意识。树立积极主动沟通的理念,提高沟通表达能力。

◆ 建议学时

4学时

◆ 工作流程与活动

工作活动1:任务确立(课前自学)
工作活动2:准备与实施
工作活动3:评价与总结

工作活动1:任务确立

一、活动思考

问题1:根据与李女士的沟通和对她的基本信息的了解,你觉得她最应该通过按摩解决的首要问题是什么?

_____

_____

问题 2:在给顾客进行身体按摩操作之前,美容师需要具备哪些技法来完成按摩体验?

_____

_____

二、工作任务确立

1. 客户需要体验的是:面部护理☐　　　身体护理☐

2. 客户需要的是:身体按摩☐　　　身体分析☐　　　身体清洁☐

3. 客户期待的是:身心放松☐　　　压力释放☐

三、技术预习

观看仰卧位按摩操作视频,完成下表:

操作观察记录表

观察项目	仰卧位按摩按摩操作	提出问题
操作过程记录		
需记录的其他事项		

工作活动 2：准备与实施

一、活动思考

问题 1：在正式按摩操作之前，美容师应当做什么样的准备？

_____

_____

问题 2：在服务顾客按摩过程中，按摩技法操作时有哪些需要特别注意的地方？

_____

_____

二、活动实施

1. 物品准备

要求：按照物品清单，将所需物品放置于推车上，并做好护理前准备。

2. 护理床准备

要求：根据护理需要，准备好铺设物品，规范铺设美容床。

3. 身体按摩

要求：两位同学组成一个学习小组，分别扮演美容师和顾客的角色，完成操作。

工作活动 3：评价与总结

一、操作评价

指标	评价内容	分值	自评	互评	教师
准备工作	美容师仪容仪表准备：包括工作服、工作鞋、头发、指甲、饰品	10			
	工作区域准备（将有关工具、用品进行消毒，并摆放于适当的位置）	5			
	安顿顾客：招呼顾客舒适躺下，保护顾客隐私，准备用品及产品	5			
	确保顾客已卸除首饰	5			
	操作过程符合卫生要求，操作者消毒双手及物品	5			
	产品准备：物品准备齐备；取用产品的工具需要清洁、消毒	5			

续表

指标	评价内容	分值	自评	互评	教师
身体按摩仰卧位	按摩动作必须包括5种基本按摩手法（按抚法、揉捏法、摩擦法、叩击法、震动法）	15			
	对基本手法操作正确规范，力度选择适中、沉稳，节奏、频率适宜且有韵律感	15			
	操作过程中按摩者按摩姿势恰当且美观	10			
护理后整理	完成身体护理后须保持工作区域物品清洁、整齐	5			
	在指定时间内完成操作	5			
专业素养	整个操作过程中须妥善照顾顾客（保护顾客隐私等）	5			
	整个操作过程中须有良好的消毒意识	5			
	采取正确的沟通方式与顾客进行交流	5			
总分					

二、总结

顾客维护	优点	
	不足	
沟通与表达	优点	
	不足	
物品准备	优点	
	不足	
护理部位暴露	优点	
	不足	
按摩操作技术	优点	
	不足	
顾客反馈	优点	
	不足	

体型管理

项目1 体姿体态护理

1.1 工作任务导入

项目1　工作任务书	
顾客 基本情况	女性,初次接触身体的体姿体态护理项目,对身体体型管理具体内容并不清楚。顾客身体未进行过护理,有时常肩颈酸痛、体型穿衣不好看等关于身材方面的问题
顾客诉求	1. 了解身体体型管理方面的护理项目 2. 体验一次完整的身体体型护理项目 3. 经过护理后,体型有所改善
行业企业 基本要求	本项目根据顾客的需求,依据美容师国家职业标准和国际美容师职业标准,要求美容师在对顾客身体体型进行分析后,选择适宜的产品和技术,对顾客身体的问题进行具体专业操作,以改善体型状况,满足顾客需求
工作任务 要求	任务要求:明确工作任务书要求,与顾客进行充分沟通,对任务过程所需使用到的产品、工具和技术环节进行护理方案制定,并根据方案进行实际操作 任务形式:方案制定、方案实施 建议学时: 工作任务1　改善肩颈部姿态问题　　　4学时 工作任务2　改善腰腹部姿态问题　　　4学时 工作任务3　改善臀腿部姿态问题　　　4学时
工作标准	国际美容师职业标准及世界技能大赛标准 1. 能够进行身体体型分析,对身体状况进行观察标记 2. 能够熟练运用身体护理的仪器操作技术 3. 能够根据顾客姿态问题给出运动建议并示范指导顾客完成

1.2 任务准备

课前:请同学们两人一组进行任务实施前准备。确定小组成员名单,确定分工顺序,完成线上资源观摩学习任务,填写任务准备单。

小组成员一姓名	顾客姓名	查阅资料弄清常用的体型分类有哪几种？分别依据什么？
小组成员二姓名	顾客姓名	根据线上视频资源，列出身体分析所需准备的材料和用物：

1.3　知识准备

一、身体体型管理概述

体型管理是一个综合性的健康管理概念，旨在通过多维度的调整与优化，帮助个体实现理想的体型目标并维持长期健康状态。它不仅包括体重管理，还涵盖形体管理和状态管理。体重管理强调在关注体重指标的同时，结合脊柱健康、肌肉分布和脂肪比例等因素，确保体重与形体的平衡。形体管理则聚焦于身体形态的优化，通过改善脊柱健康、调整肌肉发达程度和萎缩情况，纠正不良体态，进而保障骨骼和心血管系统的健康。状态管理关注个体的精神状态，包括神经、内分泌和免疫系统的健康，通过调整生活方式、减轻压力等方式，促进个体身心的整体健康。因此，体型管理是一个全面的健康管理过程，超越了单纯的体重控制，通过协调体重、形体和状态等多个方面，为个体提供全方位的健康支持。

二、身体体型分析的概念

身体体型分析是指在顾客进行护理前，获得顾客身体外部形态特征、体格类型、身体健康情况、肌肉弹性等信息，为合理制订身体护理计划提供依据。

1. 身体体型分析的内容

（1）咨询并记录顾客基本信息、护理诉求及医疗史、既往护理史和生活习惯等信息。

（2）观察顾客体型，测量并记录顾客的身高、体重、围度、体姿体态，计算出标准体重及 BMI 值。

（3）检测身体脂肪、浮肉、肌调、血液循环情况，了解顾客需要改善的身体问题。

（4）根据咨询和检测结果，判断顾客存在的问题，与顾客充分沟通后确定护理目的和制订护理计划。

（5）制订顾客家居护理建议。

① 体型分析

体型是指身体的外部形态特征和体格类型。骨骼形态、发育情况和脂肪蓄积程度是构成体型的三大基础。通常，美容师可以通过观察法，对顾客的体型特征有初步判定。

体型分类也有很多种，各种分类方法选择参照指标各不相同。在国际美容师职业标准中通常应用的是由美国人类学家威廉·希尔顿博士所创建的内胚层体型、中胚层体型、外胚层体型三种体型理论对顾客体型进行分类归纳。三种体型的基本特征为：

a. 内胚层体型：也称圆胖型，是由内胚层发育成的组织占优势的一种身体构造类型，其特点为身材圆厚、丰满，消化器官肥大、脂肪过多，躯干和大腿较粗，而上肢和小腿较细，四肢则较短。外形像是塞满了的充填玩偶。行动上往往较为迟缓。属于这种体型的人，无论其成因是遗传还是长期的不良饮食习惯，都必须比一般人下更大的功夫来改善身材、降低体重，才能达标。

b. 中胚层体型：或称肌肉型，是由中胚层发育成的组织占优势的一种身体构造类型，其肌肉壮硕，骨骼及结缔组织颇为发达，体格健壮、结实，有粗壮的外表，肩部发育良好，发达的倒三角形肌肉给人类似运动员的感觉。属于这种体型的人通常能维持充沛的活力。

c. 外胚层体型：或称瘦长型，是由外胚层发育成的组织占优势的一种身体构造类型。具有此种体型者无论男女都容易辨认，其体形细长，显得瘦弱，肌肉组织和皮下组织不发达。特征是身材瘦长。因此，缺乏体力，而且往往给人前倾的感觉。

② 脂肪、肌调分析

体型当然和先天的遗传因素有很大关系，而后天的运动训练也能在一定程度上影响体型。其中重要的观测指标分别是脂肪、肌调。

脂肪：脂肪具有非常重要的生理意义。对于女性来讲，脂肪能够对内脏形成良好的保护和支撑作用，同时也是能够让女性呈现婀娜曲线的重要物质，我们需要对"脂肪"有正确的认知，有些女性盲目地减脂塑形，甚至已经达到"谈脂色变"的程度，这是非常不可取的。当然，脂肪过多会引起多种疾病危害健康，同时也会使体型显得臃肿。因此我们在对顾客皮下脂肪分布情况进行检测时，需要详细观察和记录，也可使用专门的脂肪检测仪检测脂肪分布情况。同时，在美容专业领域中，还会额外关注由于局部循环不良，皮下脂肪细胞通过结缔组织纤维隔向外突出，导致皮肤表面出现凹凸不平的外观而形成的浮肉（又被称为橘皮组织）。浮肉的形成主要与脂肪组织、结缔组织、激素水平、遗传基因和生活方式等因素有关，由于男性和女性的脂肪组织和结缔组织的排列方式不同，浮肉主要出现在女性身上，专业美容中会有专门的护理流程针对浮肉。

检测分析方法：美容师双掌贴于皮肤上，相对用力挤压皮肤，观察皮肤是否出现橘皮样外观，如果有则说明皮下有浮肉。

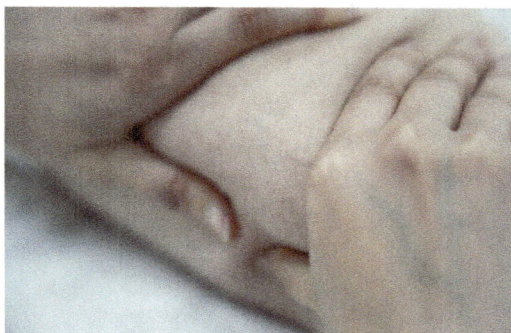

图 3-1　浮肉形态

肌调:指肌肉的弹性和饱满程度,良好的肌肉弹性能够使人体外形看起来丰满。检查肌调的方法是顾客通过某种运动使局部肌肉发力,美容师一手施加对抗力,另一手感受肌肉的硬度,肌肉硬度越高,弹性越好。检测肌调的主要部位和方法如下:

a. 腹部:让顾客仰卧于美容床上,请顾客自主卷腹抬起上身,美容师用手掌轻压腹部肌肉,检查腹部肌肉弹性。

b. 腿部和臀部:顾客先仰卧于美容床上,双腿伸直,顾客做单腿向上抬腿的动作,美容师一手压住顾客的足踝施加适当的对抗力,一手拿捏大腿部前侧的肌肉,检查前腿的肌肉弹性。

顾客俯卧于美容床上,双腿伸直,顾客做单腿向上抬腿的动作,美容师一手压住顾客的足踝施加适当的对抗力,一手拿捏腿部后侧和臀部的肌肉,检查后腿和臀部的肌肉弹性。

c. 手臂:美容师一只手握住顾客手腕,让顾客做屈肘动作,另一只手拿捏顾客手臂肌肉,检查手臂肌肉弹性。

③ 水肿、血液循环分析

a. 水肿,是指组织间隙过量的体液潴留的症状。美容师用手指用力按压需要检查的部位,观察被按压部位恢复的速度,如果凹陷复原速度慢,则说明有水肿情况。

b. 血液循环,美容师用食指按压需要检查的部位,观察被按压部位颜色恢复的速度,如果苍白的颜色很快恢复到红润的自然肤色,则说明血液循环状况良好。

④ 身高、体重、围度分析

除了以上的相关体型内容的分析,我们还需要检测顾客的身高、体重和围度。通过测量体重和身高,可以计算出标准体重;通过测量围度,可以获得腰部、腹部、臀部、胸部等部位的精准数据,可以计算出腰臀比等具体数据。

标准体重是反映和衡量一个人健康状态的重要指标之一。过胖或过瘦都不利于健康,国际常用的标准体重计算公式是[身高(厘米)－100]×0.9 千克。如果顾客实际体重超出标准体重 10% 就称为过重,超过标准体重 20% 称为肥胖。

通常还会参考 BMI 指数,BMI 指数通常指的是体重指数,是目前最常用的一个衡量人体体重是否在健康范围的指标。计算公式是体重(千克)/身高(米)^2。

亚洲		欧美	
<18.5	过轻	<18.5	过轻
18.5—22.9	正常	18.5—23.9	正常
23—24.9	超重	24—29.9	超重
25—29.9	肥胖	30—34.9	肥胖
≥30	严重肥胖	35—39.9	严重肥胖
		≥40	病态肥胖

需要注意的是,BMI指数只是评估体重和身高比例的一种工具,并不能反映体内脂肪分布情况,某些长期从事负重工作或训练的肌肉量大的人可能会在超重范围之内,但其实这部分人体内的脂肪并不超标。因此,BMI值并不能准确评估肌肉质量高的人群,BMI是一个简单且有效的初步评估工具,可以帮助判断一个人的体重是否处于健康范围。它的使用有其局限性,并不能完全替代更详细的身体成分分析或其他健康评估指标。

拓 展 学 习

身体体型分析

⑤ 体姿体态分析

在进行身体体型分析时,应重点关注一些特殊问题,特别是不良姿态的表现。需要明确哪些不良姿态可以通过美容护理加以改善,而哪些则超出了美容护理的范畴。此外,还需要深入分析不良姿态的形成与日常行为之间的关系,并结合运动相关的知识,与顾客进行有效沟通。在此基础上,为顾客提出合理的运动建议,并制定可行的专业护理方案,以帮助改善部分不良姿态。在护理过程中,应特别注意相关细节,确保方案的有效实施。良好的体姿体态是身体肌肉和骨骼的平衡状态,能够使身体的支撑结构免受伤害或形成渐进性畸形,并且能保证支撑结构的工作和休息不受体位影响。不良的体态会导致身体各部分的错误关系,给支撑结构造成更多的张力,并导致身体的支撑基础处于低效的平衡状态。同时也会带来肌肉的疼痛和关节的活动障碍,或者全身不适,比如常见的肩颈疼痛、腰背酸痛等情况。判定是否有不良体态,通常会借助一个垂直线作为参照,来评估身体的正面和侧面的情况,一般来讲,在评估时通常要求顾客双眼平视前方,自然站立即可,无须站得笔直,让顾客维持平常自然状态的站姿才能观测到真实的体态问题。身体的正面观察需要观察是否有脊柱侧弯所形成的斜颈、高低肩及长短腿、"O"形腿、"X"形腿;身体的侧面观察需要观察是否有头前伸、驼背、骨盆倾斜、膝超伸等问题。在顾客体态评估时最容易出现的问题及其形成的原因如下：

a. 头前伸。在正确体态下我们的耳朵应该在肩膀的正上方，头前伸的时候耳朵的位置就落于肩膀的前方。外观上看，呈现俗话说的乌龟颈和斜方肌肥大。这种体态的人都有一些特点：双肩微耸、头前伸、含胸、圆肩、驼背，有的甚至还有高低肩。斜方肌过度紧张僵硬造成斜方肌的上束肥大，它区别于在健身房练出来的壮硕肌肉。

b. 骨盆前倾或后倾。人体的重心在第一节或者第二节尾骨前缘，所以骨盆的位置决定了整个人的重心位置，也决定了其他支撑结构腰椎、胸椎、颈椎的排列。如果骨盆前倾或者后倾，腰椎曲度发生改变就会影响上背部的姿态。如果骨盆前倾，从外观上看臀部侧面是翘臀，上半身也会有前倾的趋势。如果骨盆后倾，从外观上看臀部侧面下垂较明显，小腹部位是向前突出。

c. 膝超伸。外形上看腿侧面是弯曲的，膝盖向后顶，这种情况在骨盆前倾的情况下最常见，腿部的肌肉处于僵硬紧张的状态，需要调整用力适应重心的改变。

d. "O"形腿。医学上称为"膝内翻"，以两下肢自然伸直或站立时，两足内踝能相碰而两膝关节不能靠拢为主要的表现形态。主要是由小腿外侧肌肉过度紧张导致。

e. "X"形腿。医学上称为"膝外翻"，指两足并立时，两侧膝关节碰在一起，而两足内踝无法靠拢为主要的表现形态。主要是由小腿内测肌肉过度紧张导致。从外观上看，两腿类似"X"形，如此得名。

以上的不良体态若在顾客身体上出现，要根据顾客实际情况在分析表中所对应的位置用符号标注和记录，体态评估将作为制订护理计划的重要依据。

2. 体型分析步骤

（1）准备：为了使身体分析的结果准确，顾客应该穿着浴袍，在浴袍内只穿内裤。

（2）测量身高体重：测量身高时让顾客脱下鞋子，以标准站姿站立，以便美容师准确读数。

（3）测量顾客围度：使用软尺测量顾客的胸围、腰围、臀围、大腿围、小腿围、上臂围、手臂围等身体围度。测量围度时让顾客脱下浴袍，只穿着内裤进行测量。

（4）观察顾客体姿体态：借垂直线为参照物，观察顾客背面及侧面身体体姿体态的情况，包括颈椎、胸椎、腰椎、盆骨、腿形等。

（5）观察顾客体型：在为顾客测量身高体重和围度的同时对顾客体型进行观察，判定顾客的体型。

（6）检查肌调：让顾客卧于美容床上检测顾客的肌调。

（7）检测脂肪、浮肉。

（8）检测水肿和血液循环情况。

（9）观察并记录特殊情况。

（10）根据咨询和测量结果，确定护理目的和护理计划。

（11）给出顾客家居护理建议。

在进行身体体型分析的同时及时将各分析内容——清晰地记录在身体分析表及体型体态分析表（示例见表 4-1、4-2、4-3）上，为制定护理方案提供依据。

拓 展 学 习

不良体姿体态的判定方法

3. 体姿分析表

① 身体分析表的作用

身体分析表是在做身材分析时有效而快速记录顾客有用信息的工具。一般情况下身体分析表的设计需要满足以下要求：能够清楚地反映顾客的情况，便于查看，使用简便，方便记录。美容师在为顾客进行身体护理之前需要查阅顾客资料，观察顾客的护理进展情况和制订后续护理计划，此时身体分析表就成为美容师的第一手资料。身体分析表是专业美容院必备的工具，除了能保障顾客的安全，实施有效而适当的护理工作之外，更能为顾客建立完整的档案，随时可供参考。

② 身体分析表的内容

a. 顾客的姓名、性别及详细地址。

b. 顾客的联系方式及电话号码（以便在预约时间必须更改的时候联络）。

c. 顾客的年龄及其子女的人数与年龄。

d. 顾客的病历。主要包括下列四点：

    i. 以前动过的重要手术以及可能影响护理的身体状况。

    ii. 曾患有的严重疾病。

    iii. 目前的服药情形。

    iv. 妇科记录。

e. 顾客的身高、体重，以及身体各部位之第一次测量记录。

f. 顾客的体型分析。

g. 顾客的身体皮肤状况。

h. 顾客的护理记录。

拓 展 学 习

身体分析

示例身体分析表如下:(表 4-1)

身体分析表

学生姓名		填表日期	
个人资料			
顾客姓名		联络号码	
出生日期		从事专业/职业	

病史及禁忌证事项		
☐ 心脏疾病	☐ 金属植入片/针	☐ 皮肤异常
☐ 血压异状	☐ 糖尿病	☐ 吸烟者
☐ 血栓	☐ 癫痫病	☐ 其他
☐ 过敏	☐ 静脉曲张	

顾客测量表			
饮食爱好种类		饮食量	
饮食时间规律		饮水量	
运动爱好种类		运动频率	
身体方面家居使用的产品			
接受过的身体医疗			

身高	实际体重	标准体重	BMI	范围
（米）	（公斤）	（公斤）		

肌调	满意	良好	不理想	身体体型分类	肥胖程度
大腿	☐	☐	☐	内胚层体型 ☐	偏轻 ☐
臀部	☐	☐	☐	中胚层体型 ☐	正常 ☐
腹部	☐	☐	☐	外胚层体型 ☐	超重 ☐
手臂	☐	☐	☐		

护理目的:

护理计划：

家庭护理疗程及将来疗程介绍	
运动示范：（动作名称、动作组数及次数或时间）	饮食建议：（饮食内容、方式及种类）
1.	1.
2.	2.
3.	3.

身体产品使用推荐：

后续护理项目推荐：

示例体型分析表如下：（表 4-2）

体型分析表

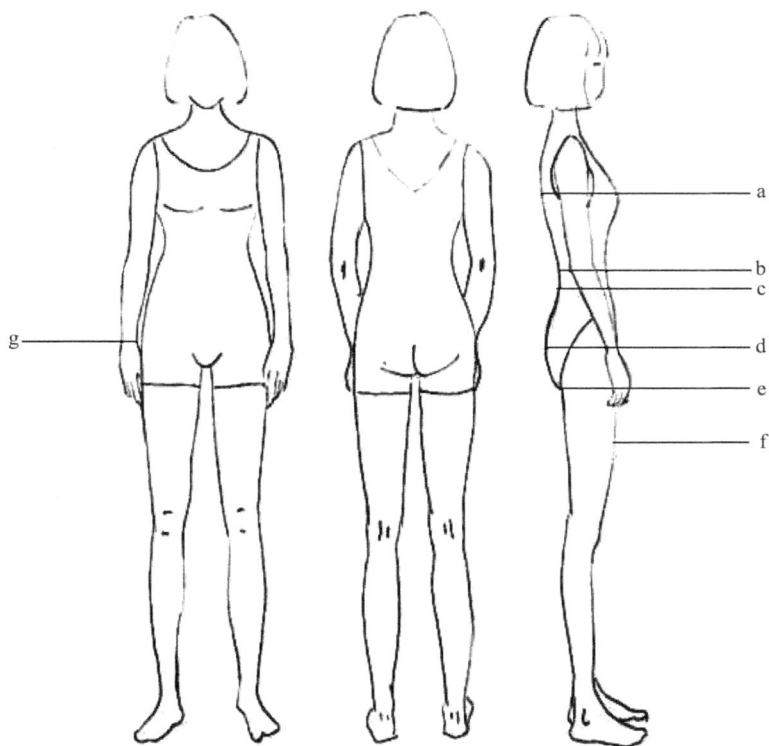

在图表注明所有的尺寸(厘米)：

a-胸围：　　　　　　　e-(右)大腿围：

b-最细腰围：　　　　　f-(左)大腿围：

c-肚脐腰围：　　　　　g-手腕围：

d-臀围：

记录在图表上：

姿势不正确(如有)：

皮肤的瑕疵(如有)：疣、痣、微血管伸张、瘀伤、静脉曲
张等。

使用以下符号，注明：

多余脂肪：×××

蜂窝组织(浮肉)：///

肌肉状态欠佳：♯♯♯

妊娠纹：SSS

生长纹：WWW

水肿：ZZZ

注明其他观察到的问题，符号自行设计(如有)：

示例体态分析表如下:(表 4-3)

体态分析表

后面观			侧面观			前面观		
头颈部	是	否	头颈部	是	否	头颈部	是	否
头部倾斜	☐	☐	头部前倾	☐	☐	下颌不对称	☐	☐
肩部	是	否	肩部	是	否	肩部	是	否
高低肩	☐	☐	圆肩	☐	☐	溜肩	☐	☐
肩胛骨高低不平	☐	☐				耸肩	☐	☐
躯干	是	否	躯干	是	否	躯干	是	否
胸椎侧弯	☐	☐	胸椎后凸(驼背)	☐	☐	锁骨不对称	☐	☐
腰椎侧弯	☐	☐	平背	☐	☐	肋骨不对称	☐	☐
骨盆、髋部	是	否	骨盆、髋部	是	否	骨盆、髋部	是	否
骨盆左旋	☐	☐	骨盆前倾	☐	☐	拇趾外翻	☐	☐
骨盆右旋	☐	☐	骨盆后倾	☐	☐	锤状趾	☐	☐
膝	是	否	膝	是	否			
膝内翻 膝外翻	☐	☐	膝反屈	☐	☐			
踝、足	是	否						
扁平足、弓形足	☐	☐						

三、制订护理计划

1. 护理目的

在对顾客进行护理前,为顾客进行身体分析,可以获得顾客的身体健康情况、体型情况、皮肤情况、肌肉弹性等信息,其目的是为合理制订护理计划提供依据。而护理计划是依据护理目的来制订的。

护理目的通常包括:减少脂肪;减少橘皮(浮肉);增强肌调;改善皮肤滋润度;改善肤色不均;改善肩颈酸痛;改善腰腹部体态;改善臀腿部体态等。

2. 护理计划

护理计划应包括护理目的、护理产品的选择、护理技法、护理环节设计、护理仪器设备选择、家居护理措施、疗程确定、护理价格等。通过制订合理的护理计划,明确护理目的,合理地组合各种护理手段,使每次身体护理均有针对性,最终使护理满足顾客预期,并达成切实有效的成果。

美容师在制订好护理计划后,应该与顾客沟通,阐述该计划的目的、过程及可能的结果及费用。美容师在沟通的过程中应不断地引导顾客树立正确的护理观念,并根据顾客意见对护理计划作出相应的调整,最终就护理计划中的各个项目与顾客达成一致,取得顾客的认可后,才能实施护理。

护理计划的流程与环节的设计如下:

(1) 确定表层清洁方式、产品类别的选择。

(2) 确定有无必要进行深层清洁,若有则明确选择的产品类别。

(3) 确定仪器的选择、仪器组合及配套产品的选择。

(4) 确定是否有必要做局部按摩、按摩手法及产品选择。

(5) 确定是否需要敷体膜及体膜的产品类型。

(6) 设定该项目的疗程次数。

(7) 预设后续护理目的。

例如:

护理目的:改善腹部肌调。

护理计划:表层清洁(沐浴露)＋深层清洁(磨砂膏)＋法拉第电疗仪＋体膜(泥膜)＋按摩 20 分钟(按摩油)。

护理疗程:5 疗程,每疗程 6 次,一周 2—3 次。

后续护理目的:减少大腿橘皮。

3. 家居护理

主要涉及不同身体护理项目后,顾客在家配合的护理方法和使用的家居产品以及注意事项,以确保护理项目的问题能得到改善及效果的持久。这种护理方式强调在家庭环境中进行,通过适当的保养和护理,促使所进行的护理项目针对的身体问题能达到有效的护理效果。

(1) 美容师须根据顾客的不良饮食爱好及习惯,引导纠正,并根据顾客的本次护理目的给出相应的饮食建议。

(2) 如果顾客具有体姿体态问题,需要根据顾客的现状及实际情况,给出家居的运动建议。

(3) 根据顾客以往的不良护理方法,引导纠正,并根据顾客的本次护理目的给出在家使用产品的方法及使用频率等注意事项。

1.4 工作任务实施

工作任务 1　改善肩颈部姿态问题

学生工作手册

◆ 工作情景描述

在现代生活中,人们长时间伏案工作、低头看手机等,使肩颈部肌肉持续紧张,易引发劳损、酸痛等病痛,美容护理中的肩颈护理可通过按摩技法、仪器护理等方法放松肌肉、缓解不适。长期肩颈部问题也会造成颈椎前倾、高低肩等不良体态,影响身体线条的美观。

◆ 任务情景描述

今天你接待了一位有肩颈酸痛困扰的女性顾客。顾客自述,姓李,年龄 38 岁,有个 8 岁女儿,是一名中学教师,工作时常久坐和久站。最近肩颈酸痛,饮食时间较规律,无运动。睡眠质量不好,有时熬夜。工作压力较大。身高 160 厘米,体重 56 公斤。今天想来做个可以缓解肩颈酸痛问题的项目。根据顾客提供的信息和你专业的判断,请为顾客制定并实施一套适合她的操作技术项目。

◆ 学习目标

1. 知识目标

(1) 掌握肩颈部不良姿态的判定方法。
(2) 掌握肩颈部不良姿态的形成原因。
(3) 熟悉肩颈部不良姿态的护理操作流程。

2. 能力目标

(1) 能对顾客身体体型及体姿体态进行分析,并作出准确的判断。
(2) 能够依据顾客的生活方式、饮食习惯等分析出其肩颈部不良姿态的形成原因。
(3) 能够实施肩颈部护理的操作。

3. 素质目标

(1) 培养学生善于沟通、善于表达的专业素养。
(2) 培养学生善于分析的专业素养。

◆ 建议学时

4 学时

◆ 工作流程与活动

工作活动 1:任务确立(课前自学)
工作活动 2:准备与实施
工作活动 3:评价与总结
工作活动 4:任务拓展(课后完成)

工作活动 1：任务确立

一、活动思考

问题 1：根据对李女士背景的基本介绍，你觉得造成她肩颈酸痛的原因有哪些？

_____

_____

问题 2：你觉得根据顾客的情况，为她制订肩颈酸痛的护理计划的原则是什么？

_____

_____

二、工作任务确立

1. 客户需要体验的是：面部护理☐　　　身体护理☐

2. 客户需要的是：身体皮肤清洁☐　　肩颈肌肉按摩☐　　肩颈肌肉的放松☐

3. 客户的期待是：身体肩颈酸痛得到改善☐　　身体体型得到改善☐

工作活动 2：准备与实施

一、活动思考

问题 1：顾客在正式接受护理操作之前，美容师应按照怎样的步骤进行身体体型及体姿体态分析？

_____

_____

问题 2：美容师在分析判断顾客身体体型及体姿体态问题后，应该与顾客如何沟通制订护理计划？

_____

_____

二、活动实施

1. 顾客沟通

要求：根据分析判断，用专业话术告知顾客护理计划，明确所有环节及所选择的产品及仪器的功效，包括即将进行的操作和注意事项。

2. 顾客准备

要求：在顾客体型体姿体态的分析中，顾客应按照美容师的引导配合完成准备流程。

美容师应帮助顾客更衣、铺设美容床,将顾客安顿于美容床上,并时刻关注顾客感受,保护好顾客隐私。

3. 材料准备

免洗消毒液、按压式酒精瓶、小棉片、抽纸、珍珠棉、无纺布床单、保护巾、小玻碗 5 个、压舌板、沐浴露、去角质颗粒、蒸馏水、导电凝胶、体膜、体膜碗、体膜刷、按摩油、保温毯、身体乳。

4. 肩颈部问题的护理操作

(1) 流程:表层清洁—深层清洁—法拉第/(G5＋法拉第)—按摩—体膜—润肤。

(2) 消毒:推车、玻碗、仪器配件、美容师双手。

(3) 安顿顾客:铺无纺布床单,以俯卧位的姿势将顾客安顿于美容床上。

(4) 将需要清洁的肩颈部位露出,并做好保护顾客毛巾及隐私部位的工作。

(5) 皮肤清洁技术操作,清洁和深层清洁步骤可以分别依次操作,也可以根据需要将沐浴露和去角质颗粒混合后,将清洁与深层清洁步骤二合一操作。

(6) 用湿棉巾擦拭清洁部位。

(7) 用干毛巾擦拭清洁部位。

(8) 无纺布撤除。

(9) 检查:用双手去触摸清洁部位的皮肤,检查有无颗粒残留。

(10) 将仪器置于合适的、稳定的位置,检查插头和导线是否安全;检查电流强度调节挡是否归零。

(11) 测试顾客敏感度并告知注意事项:用冷、热玻璃试管,在顾客手腕内侧进行测试,询问顾客是否有感觉,询问顾客是否取下金属佩戴物,告知顾客仪器在身上的感觉。

(12) 准备电极片:在电极片上均匀涂上导电胶备用。

(13) 准备绷带:选用适合的摆放方式将电极片(电极片摆放通常有三种方式:纵向式、对称式、分离式)放置于相应的运动点上。

(14) 选择适合的程序控制、频率等的调节挡位。

(15) 打开仪器的开关,将电流强度缓慢地调大直至肌肉产生良好的收缩反应。

(16) 操作时间控制在 15—30 分钟,关机时,须缓慢调节强度旋钮使其逐渐归零,再关闭仪器总开关,完成关机流程。

(17) 清洁干净顾客操作部位。

(18) 肩颈按摩准备:暴露出顾客肩背部,利用毛巾做好隐私保护工作。

(19) 施油:将按摩油倒于掌心预热,使用按抚法将按摩油均匀施于肩背部。

(20) 按抚肩背部:双手掌由腰骶部向上推至斜方肌,提拉斜方肌向外推展至肩头,包绕肩头滑至身体两侧拉回腰骶部。

(21) 单侧螺旋打圈:双手掌在身体一侧,交替由腰骶部向上螺旋打圈至斜方肌,叠掌外拉至肩头,绕肩头滑至身体两侧拉抹返回腰骶部。

(22)叠掌揉肩背部:双手掌在身体一侧重叠,由腰骶部向上掌揉至斜方肌,提拉斜方肌后外拉至肩头,绕肩头滑至身体两侧拉抹返回腰骶部。

(23)掌推肩背部:双手掌从腰骶部开始,沿竖脊肌交替向上推至斜方肌,提拉斜方肌后外拉至肩头,绕肩头滑至身体两侧拉抹返回腰骶部。

(24)叠掌推肩背部:叠掌沿竖脊肌推至斜方肌,提拉斜方肌后外拉至肩头,绕肩头滑至身体两侧拉抹返回腰骶部。

(25)按抚肩背部:双手掌由腰骶部向上推至斜方肌,提拉斜方肌后外拉至肩头,绕肩头滑至身体两侧拉抹返回腰骶部。

(26)拿捏肩背部:双手于身体一侧,从腰骶部开始向上交替拿捏背部肌肉至肩胛部,再由肩胛部交替拿捏返回至腰骶部。

(27)拧按肩背部:双手分别置于身体两侧,双手之间形成相互对抗的力量,拧按背部肌肉。

(28)按抚肩背部:双手掌由腰骶部向上推至斜方肌,提拉斜方肌向外推展至肩头,包绕肩头滑至身体两侧拉回腰骶部。

(29)拿捏斜方肌:双手虎口相对,交替拿捏斜方肌。

(30)拿捏颈部:单手拿捏颈部肌肉,美容师在过程中移动至头位。

(31)按抚肩背部:美容师立于顾客头位,双手从颈部向下按抚至腰骶部,再沿腰侧向上拉至斜方肌并按抚手臂。

(32)指推肩胛骨缝:双手四指指腹顺肩胛骨内侧缘朝肩胛骨下缘方向交替推按。

(33)拇指推脊柱两侧:双手拇指相对,由上至下指推脊柱两侧肌肉,推至腰骶部后换拉抹动作返回。

(34)按抚肩背部:双手从颈部向下按抚至腰骶部,沿腰侧向上拉至腋下,再沿斜方肌向上拉至后发际线处。

(35)掌叩肩背部:美容师立于顾客体侧,双手虚掌,叩敲整个背部。

(36)按抚肩背部:双手掌由腰部向上推至斜方肌,提拉斜方肌向外推展至肩头,包绕肩头滑至身体两侧拉回腰骶部。

(37)震动肩背部:双手掌放置于背部,由上至下小幅而快频地震动背部肌肉。

(38)用纸巾擦拭肩背部多余油脂。

(39)涂体膜前,将毛巾用无纺布保护好,防止毛巾被污染。

(40)用体膜刷将体膜均匀敷于肩背部。

(41)用保温毯覆盖完整,进行保温停留15—20分钟。

(42)卸除体膜,撤除保温毯。

(43)检查:是否有体膜残留。

(44)涂抹身体乳。

(45)整理工作台。

拓 展 学 习

法拉第电疗仪工作原理

法拉第电疗仪操作技术

工作活动 3：评价与总结

一、评价

一级指标	二级指标	评价内容	分值	自评	互评	教师
工作能力	专业素养	能够在顾客准备时保护顾客隐私、关注顾客感受	10			
		与顾客沟通时，表达清晰	10			
	实践操作能力	能够根据判断结果，制订出合理的护理计划	15			
		能够根据判断结果，有条理地准备改善肩颈部问题的护理所需物品及材料	20			
		能够独立完成所有操作	25			
		能够根据判断结果，给出家居护理建议	20			

二、总结

顾客维护	优点	
	不足	
沟通与表达	优点	
	不足	
体型体姿体态分析	优点	
	不足	
技法操作流畅规范	优点	
	不足	
物品准备齐全	优点	
	不足	

工作活动 4:任务拓展

请在本校找 1 位有肩颈酸痛问题的女生,完成身体分析表及体姿体态分析表:

身体分析表

学生姓名		填表日期	

个人资料

顾客姓名		联络号码	
出生日期		从事专业/职业	

病史及禁忌证事项

☐ 心脏疾病	☐ 金属植入片/针	☐ 皮肤异常
☐ 血压异状	☐ 糖尿病	☐ 吸烟者
☐ 血栓	☐ 癫痫病	☐ 其他
☐ 过敏	☐ 静脉曲张	

顾客测量表

饮食爱好种类		饮食量	
饮食时间规律		饮水量	
运动爱好种类		运动频率	

身体方面家居使用的产品	
接受过的身体医疗	

身高	实际体重	标准体重	BMI	范围
(米)	(公斤)	(公斤)		

肌调	满意	良好	不理想	身体体型分类	肥胖程度
大腿	☐	☐	☐	内胚层体型 ☐	偏轻 ☐
臀部	☐	☐	☐	中胚层体型 ☐	正常 ☐
腹部	☐	☐	☐	外胚层体型 ☐	超重 ☐
手臂	☐	☐	☐		

护理目的：

护理计划：

<table>
<tr><th colspan="2">家庭护理疗程及将来疗程介绍</th></tr>
<tr><td>运动示范：（动作名称、动作组数及次数或时间）</td><td>饮食建议：（饮食内容、方式及种类）</td></tr>
<tr><td>1.</td><td>1.</td></tr>
<tr><td>2.</td><td>2.</td></tr>
<tr><td>3.</td><td>3.</td></tr>
</table>

身体产品使用推荐：

后续护理项目推荐：

体型分析表

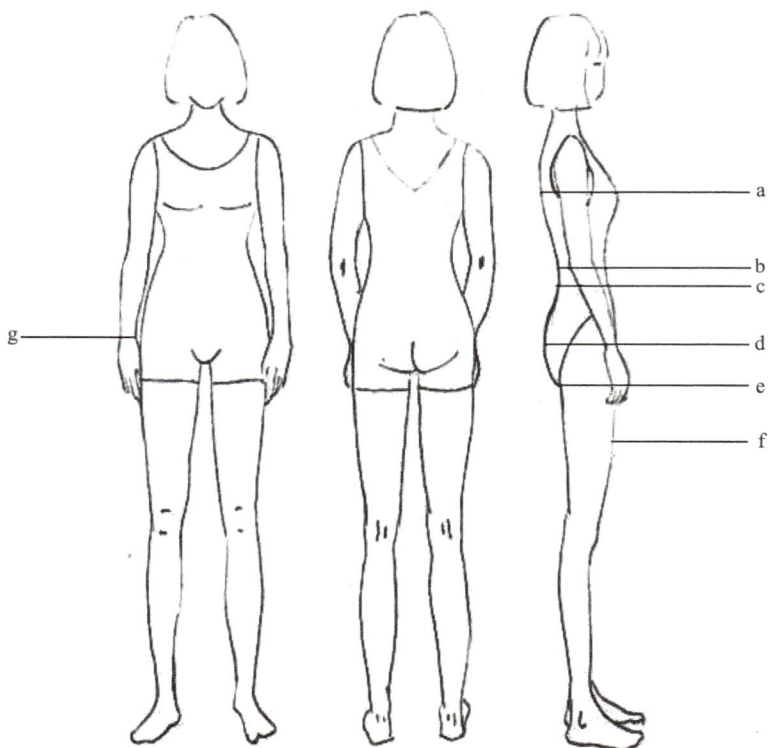

在图表注明所有的尺寸(厘米):

a-胸围: e-(右)大腿围:

b-最细腰围: f-(左)大腿围:

c-肚脐腰围: g-手腕围:

d-臀围:

记录在图表上:

姿势不正确(如有):

皮肤的瑕疵(如有):疣、痣、微血管伸张、瘀伤、静脉曲张等。

使用以下符号,注明:

多余脂肪:×××

蜂窝组织(浮肉):///

肌肉状态欠佳:♯♯♯

妊娠纹:SSS

生长纹:WWW

水肿:ZZZ

注明其他观察下的问题,符号自行设计(如有):

体态分析表

后面观	是	否	侧面观	是	否	前面观	是	否
头颈部	是	否	头颈部	是	否	头颈部	是	否
头部倾斜	☐	☐	头部前倾	☐	☐	下颌不对称	☐	☐
肩部	是	否	肩部	是	否	肩部	是	否
高低肩	☐	☐	圆肩	☐	☐	溜肩	☐	☐
肩胛骨高低不平	☐	☐				耸肩	☐	☐
躯干	是	否	躯干	是	否	躯干	是	否
胸椎侧弯	☐	☐	胸椎后凸(驼背)	☐	☐	锁骨不对称	☐	☐
腰椎侧弯	☐	☐	平背	☐	☐	肋骨不对称	☐	☐
骨盆、髋部	是	否	骨盆、髋部	是	否	骨盆、髋部	是	否
骨盆左旋	☐	☐	骨盆前倾	☐	☐	拇趾外翻	☐	☐
骨盆右旋	☐	☐	骨盆后倾	☐	☐	锤状趾	☐	☐
膝	是	否	膝	是	否			
膝内翻 膝外翻	☐	☐	膝反屈	☐	☐			
踝、足	是	否						
扁平足、弓形足	☐	☐						

121

工作任务 2　改善腰腹部姿态问题

学生工作手册

◆ 工作情景描述

困扰顾客的腰腹部问题包括腰腹部脂肪过多、腰腹部橘皮组织、腹部肌调欠佳、腰部肌肉酸痛等。通过分析 判断之后，美容师告知顾客其问题的形成原因及改善的方法，顾客有了护理意向并明确接受护理后，由美容师进行专业操作。基于专业知识储备，美容师全面了解顾客身体状况及生活习惯等，以此作为后续选择产品、选择适宜技法的依据。完整地制订护理计划，作为实施护理方案的重要依据。

◆ 任务情景描述

今天你接待了一位腰腹部有橘皮（浮肉）困扰的女性顾客。顾客自述，姓陈，42 岁，全职太太，有两个孩子，女儿 13 岁，儿子 9 岁。身高 163 厘米，体重 54 公斤，腰围 79 厘米。爱喝奶茶和咖啡，饮食爱好吃辛辣，有吃夜宵习惯。根据顾客提供的信息和你专业的判断，请为顾客制订并实施一套适合她的操作技术项目。

◆ 学习目标

1. 知识目标

（1）掌握腰腹部不良体姿体态的判断方法及形成原因。
（2）掌握腰腹部常见问题的判断方法及形成。
（3）熟悉腰腹部问题的护理操作流程。

2. 能力目标

（1）能对顾客身体体型及体姿体态进行分析，并作出准确的判断。
（2）能够依据顾客的生活方式、饮食习惯等分析出其腰腹部不良姿态的形成原因。
（3）能够实施腰腹部护理的操作。

3. 素质目标

（1）培养学生善于沟通、善于表达的专业素养。
（2）培养学生分析问题、评估信息的专业素养。

◆ 建议学时

4 学时

◆ 工作流程与活动

工作活动 1：任务确立（课前自学）
工作活动 2：准备与实施
工作活动 3：评价与总结
工作活动 4：任务拓展（课后完成）

工作活动 1：任务确立

一、活动思考

问题 1：根据对陈女士的基本介绍，你觉得她腰腹部橘皮（浮肉）的形成原因是什么？

_____

_____

问题 2：根据顾客的情况，你觉得为她制订护理计划的目的是什么？ 其护理原则是什么？

_____

_____

二、工作任务确立

1. 客户需要体验的是：面部护理□   身体护理□

2. 客户需要的是：身体皮肤清洁□   身体皮肤检测□   身体体姿体态的改善护理□

3. 客户的期待是：腰腹部皮肤得到改善□   腰腹部围度减小□   腰腹部肌肉得到放松□   腰腹部体姿体态得到改善□

工作活动 2：准备与实施

一、活动思考

问题 1：顾客在正式接受腰腹部减少橘皮的护理操作之前，美容师应该核算哪些数据，作为制订护理计划的依据？

_____

_____

问题 2：顾客在正式接受护理操作之前，美容师应如何告知顾客护理后能达到怎样的预期效果？

_____

_____

二、活动实施

1. 顾客沟通

要求：根据分析判断，用专业话术告知顾客护理计划，明确所有环节及所选择的产品及仪器的功效,包括即将进行的操作和注意事项。

2. 顾客准备

要求:在顾客体型体姿体态的分析准备中,顾客应按照美容师的引导配合完成准备流程。帮助顾客更衣、铺设美容床,将顾客安顿于美容床上,并时刻关注顾客感受,保护好顾客隐私。

3. 材料准备

免洗消毒液、按压式酒精瓶、小棉片、抽纸、珍珠棉、无纺布床单、保护巾、小玻碗 4 个、压舌板、沐浴露、去角质颗粒、蒸馏水、按摩油、体膜、体膜碗、体膜刷、保温毯、身体乳。

4. 腰腹部问题的护理操作

(1) 流程:表层清洁—深层清洁—真空吸啜仪/(G5＋真空吸啜仪)—按摩—体膜—润肤。

(2) 消毒:推车、玻碗、仪器配件、美容师双手。

(3) 安顿顾客:铺无纺布床单,以仰卧位的姿势将顾客安顿于美容床。

(4) 将需要清洁的腰腹部位露出,并做好保护顾客毛巾及隐私部位的工作。

(5) 皮肤清洁技术操作,清洁和深层清洁步骤可以分别依次操作,也可以根据需要将沐浴露和去角质颗粒混合后,将清洁与深层清洁步骤二合一操作。

(6) 用湿棉巾擦拭清洁部位。

(7) 用干毛巾擦拭清洁部位。

(8) 无纺布撤除。

(9) 检查:用双手去触摸清洁部位的皮肤,检查有无颗粒残留。

(10) 将仪器置于合适的、稳定的位置,检查插头和导线是否安全;检查玻璃吸杯杯口有无裂口。

(11) 测试仪器是否正常工作(美容师在手腕内侧测试吸附力度)。

(12) 消毒玻璃吸杯。

(13) 施油:在顾客操作区域涂抹按摩油。

(14) 打开仪器的开关,将吸杯放于顾客身体之上,按腰腹部淋巴回流方向,做单向引流操作。

(15) 操作时间控制在局部 5—10 分钟,结束后强度归零,关机。

(16) 清洁干净顾客操作部位后,准备腰腹部按摩。

(17) 施油:取按摩油于掌心,双手同时按抚整个腰腹部。

(18) 深层按抚:双手划圈顺时针方向,力度要均匀,节奏要适中。

(19) 推法:手需要服帖。

(20) 揉捏腹部两侧:操作时,身体用力,力度下沉。

(21) 捏法:操作时,要将组织完全包裹于手掌内,力度下沉。

(22) 摩擦法:轻柔有力做来回。

(23) 梳理肚脐周围:双手重叠划圈顺时针梳理腹部。

(24) 揉腹部。

(25) 叩法:操作时需要避开骨骼。

(26) 震动法:手臂发力带动操作部位颤动。

(27) 按抚结束后,整理毛巾。

(28) 用纸巾擦拭腰腹部多余油脂

(29) 涂体膜前,将毛巾用无纺布保护好,防止毛巾被污染。

(30) 用体膜刷均匀敷于腰腹部。

(31) 用保温毯覆盖完整,进行保温停留 15—20 分钟。

(32) 卸除体膜,撤除保温毯

(33) 检查:是否有体膜残留。

(34) 涂抹身体乳。

(35) 整理工作台。

工作活动 3:评价与总结

一、评价

一级指标	二级指标	评价内容	分值	自评	互评	教师
工作能力	专业素养	能够在顾客准备时保护顾客隐私、关注顾客感受	10			
		与顾客沟通时,表达清晰	10			
	实践操作能力	能够根据判断结果,制订出合理的护理计划	15			
		能够根据判断结果,有条理地准备减少腰腹部橘皮(浮肉)的护理所需物品及材料	20			
		能够独立完成所有操作	25			
		能够根据判断结果,给出家居护理建议	20			

二、总结

顾客维护	优点	
	不足	
沟通与表达	优点	
	不足	
体型体姿体态分析	优点	
	不足	

续表

技法操作流畅	优点		
	不足		
物品准备完整	优点		
	不足		

工作活动 4:任务拓展

请在网络平台(B 站、小红书或其他)上搜集改善腰腹部橘皮(浮肉)的家居运动有哪些,并自行跟练后为难度系数赋分(由易至难一星至五星),完成下表:

运动名称	动作要领	动作组数及次数(或时间)	运动难度系数

工作任务 3 改善臀腿部姿态问题

学生工作手册

◆ 工作情景描述

臀腿部问题包括臀部脂肪过多、臀部肌肉扁平下垂、盆骨前/后倾、臀部和腿部肌调欠佳、腿部脂肪/浮肉过多、腿外侧/内测肌肉过度紧张等,通过分析判断之后,美容师告知顾客其问题的形成原因及改善的方法,顾客有了护理意向并明确接受护理由美容师进行专业操作,经过专业知识储备,美容师全面了解顾客身体状况及生活习惯等,以此作为后续选择产品、选择适宜技法的依据。完整地制订护理计划,作为实施护理方案的重要依据。

◆ 任务情景描述

今天你接待了一位受臀部肌肉扁平下垂困扰的女性顾客。顾客自述,姓黄,29 岁,专柜销售员。身高 165 厘米,体重 51 公斤。之前在健身房有人说她是盆骨后倾,因臀部肌肉扁平下垂,平时穿着影响美感。因为工作性质久站,下班后觉得累,平时运动坚持不下来,又希望臀部肌肉扁平下垂问题得到改善。爱喝奶茶或者咖啡,饮食爱好吃辛辣,饮食时间不规律。有吃夜宵习惯。根据顾客提供的信息和你专业的判断,请为顾客制订并实施一套适合她的操作技术项目。

◆ 学习目标

1. 知识目标

(1) 掌握臀腿部不良体姿体态的判断方法及形成原因。
(2) 掌握臀腿部常见问题的判断方法及形成原因。
(3) 熟悉臀腿部问题的护理操作流程。

2. 能力目标

(1) 能对顾客身体体型及体姿体态进行分析,并作出准确的判断。
(2) 能够依据顾客的生活方式、饮食习惯等分析出其臀腿部不良姿态的形成原因。
(3) 能够实施臀腿部护理的操作。

3. 素质目标

(1) 培养学生善于沟通、善于表达的专业素养。
(2) 培养学生分析问题、评估信息的专业素养。

◆ 建议学时

4 学时

◆ 工作流程与活动

工作活动 1:任务确立(课前自学)
工作活动 2:准备与实施
工作活动 3:评价与总结

工作活动 4：任务拓展（课后完成）

工作活动 1：任务确立

一、活动思考

问题 1：根据黄女士的基本介绍，你觉得她臀部扁平下垂的形成原因是什么？

_____

_____

问题 2：你觉得根据顾客的情况，解决她臀部扁平下垂的主要原则是什么？

_____

_____

二、工作任务确立

1. 客户需要体验的是：面部护理 ☐　　　身体护理 ☐

2. 客户需要的是：身体皮肤清洁 ☐　　　身体皮肤检测 ☐　　　身体体姿体态的改善护理 ☐

3. 客户的期待是：

臀部皮肤得到改善 ☐　　　改善臀部肌肉弹性 ☐　　　臀部围度的增加 ☐　　　腰臀部体姿体态得到改善 ☐

工作活动 2：准备与实施

一、活动思考

问题 1：美容师在分析判断顾客身体体型体姿体态问题后，应该从哪几个方面与顾客进行沟通制订护理计划？

_____

_____

_____

问题 2：顾客在正式接受护理操作之前，美容师应如何告知顾客护理后能达到怎样的预期效果？

_____

_____

_____

二、活动实施

1. 顾客沟通

要求：根据分析判断，用专业话术告知顾客护理计划，明确所有环节及所选择的产品及仪器的功效，包括即将进行的操作和注意事项。

2. 顾客准备

要求：在顾客体型体姿体态的分析准备中，顾客应按照美容师的引导配合完成准备流程。另外，帮助顾客更衣、铺设美容床，将顾客安顿于美容床上，并时刻关注顾客感受，保护好顾客隐私。

3. 材料准备

免洗消毒液、按压式酒精瓶、小棉片、抽纸、珍珠棉、无纺布床单、保护巾、小玻碗 4 个、压舌板、沐浴露、去角质颗粒、蒸馏水、爽身粉、保鲜膜、小剪刀、体膜、体膜碗、体膜刷、保温毯、身体乳。

4. 臀腿部问题的护理操作

（1）流程：表层清洁—深层清洁—G5/（G5＋法拉第）—体膜—润肤。

备注：若环节设计仪器护理使用了 G5 按摩仪，则手部按摩程序可不做。也可设计两台仪器组合进行操作。

（2）消毒：推车、玻碗、仪器配件、美容师双手。

（3）安顿顾客：依次铺设无纺布床单、保温毯，以俯卧位的姿势将顾客安顿于美容床上。

（4）将需要清洁的一侧臀部位露出，并做好保护顾客毛巾及隐私部位的工作。

（5）皮肤清洁技术操作，清洁和深层清洁步骤可以分别依次操作，也可以根据需要将沐浴露和去角质颗粒混合后，将清洁与深层清洁步骤二合一操作。

（6）用湿棉巾擦拭清洁部位。

（7）用干毛巾擦拭清洁部位。

（8）无纺布撤除。

（9）检查：用双手去触摸清洁部位的皮肤，检查有无颗粒残留。

备注：对侧臀部操作与本侧同样。

（10）将 G5 仪器置于合适的、稳定的位置，检查插头和导线是否安全；检查电流强度调节挡是否归零。

（11）测试仪器是否正常工作。

（12）准备探头：将探头消毒后包裹上保鲜膜。

（13）涂抹滑石粉：在顾客操作区域涂抹滑石粉。

（14）打开仪器的开关，调节探头振动频率，待合适后放置于操作部位。

（15）操作时间控制在15—30分钟，结束后强度归零，关机。

（16）清洁干净顾客操作部位。

（17）将毛巾用无纺布保护好，防止毛巾被污染。

（18）用体膜刷均匀将体膜涂敷在两侧臀部。

（19）用保温毯包裹完整，进行保温，停留15—20分钟。

（20）卸除体膜，撤除保温毯。

（21）检查：是否有体膜残留。

（22）涂抹身体乳。

（23）整理工作区域。

工作活动3：评价与总结

一、评价

一级指标	二级指标	评价内容	分值	自评	互评	教师
工作能力	专业素养	能够在顾客准备时保护顾客隐私、关注顾客感受	10			
		与顾客沟通时，表达清晰	10			
	实践操作能力	能够根据判断结果，制订出合理的护理计划	15			
		能够根据判断结果，有条理地准备臀腿部问题的护理所需物品及材料	20			
		能够独立完成所有操作	25			
		能够根据判断结果，给出家居护理建议	20			

二、总结

顾客维护	优点	
	不足	
沟通与表达	优点	
	不足	
体型体姿体态分析	优点	
	不足	

技法操作流畅	优点	
	不足	
物品准备完整	优点	
	不足	

工作活动 4:任务拓展

请在网络平台(B 站、小红书或其他)上搜集增强臀大肌、大腿内侧肌调的家居运动有哪些,并自行跟练后为难度系数赋分(由易至难一星至五星),完成下表:

运动名称	动作要领	动作组数及次数(或时间)	运动难度系数

项目 2　减肥塑形护理

1.1　工作任务导入

项目 2　工作任务书	
顾客 基本情况	女性,未婚未育,腰腹部脂肪囤积并伴随浮肉问题,对问题形成原因有一定的了解,自己居家通过产品进行过相关护理
顾客诉求	1. 了解腰腹部问题有哪些专业护理项目 2. 体验一次腰腹部减肥塑形专业护理 3. 经过护理后,腰腹部问题有所改善
行业企业 基本要求	本项目根据顾客的需求,依据美容师国家职业标准和国际美容师职业标准,要求美容师在对顾客腰腹部进行分析后,选择适宜的产品、仪器、技术对顾客腰腹部进行体形分析、清洁、身体仪器、减肥按摩、体膜包裹的具体专业操作,以改善腰腹部问题,满足顾客需求
工作任务 要求	任务要求:明确工作任务书要求,与顾客进行充分沟通,对任务过程所需使用到的产品、工具、仪器和技术环节进行护理方案制定,并根据方案进行实际操作 任务形式:方案制定、方案实施 建议学时: 工作任务 1　腰腹部问题的改善　4学时 工作任务 2　四肢部问题的改善　4学时
工作标准	1. 美容师国家职业标准(三级) (1) 能对身体四肢和躯干部进行测量并制定减肥塑身方案 (2) 能按照安全卫生要求进行减肥塑形仪器准备及测试 (3) 能操作振脂仪、阴阳电离子仪等仪器进行身体塑形 2. 国际美容师职业标准及世界技能大赛标准 (1) 能够根据身体腰腹部状况进行观察标记 (2) 能够熟练运用身体塑形仪器的操作技术 (3) 能够熟练运用身体减肥按摩的操作技术

1.2　任务准备

　　课前请同学们两人一组进行任务实施前准备。确定小组成员名单,确定分工顺序,完成学习任务,填写任务准备单。

小组成员一姓名	顾客姓名	列举出两种减肥塑形仪器的名称、原理及作用：
小组成员二姓名	顾客姓名	列举出两种减肥塑形仪器的名称、原理及作用：

1.3　知识准备

一、腰腹部减肥塑形的概述

1. 腰腹部减肥塑形的定义

身体减肥塑形是指通过一系列方法和手段，对身体的形态、线条和比例进行优化和调整，以达到美观、健康和增强自信的目的。身体腰腹部减肥塑形护理是一种综合性的护理方式，旨在改善身体的外观和线条，增强身体的美感与健康，它通常包括以下几个方面：

（1）皮肤护理：通过产品保持身体皮肤的清洁、滋润和紧致，预防减肥或塑形过程中产生的皮肤松弛和皱纹。

（2）仪器护理：身体塑形仪器是一类专门用于辅助改善身体形态和线条的设备。

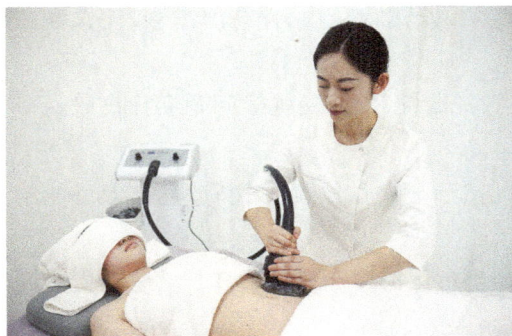

图 3-2　G5 操作姿态

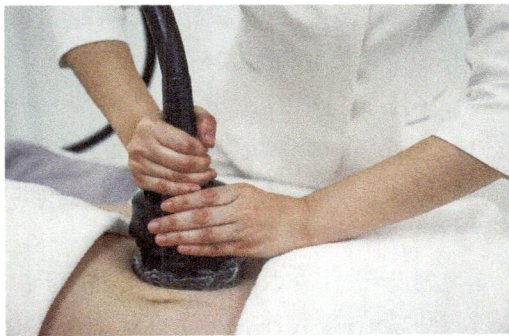

图 3-3　腹部 G5 操作

135

减肥仪器的选择和搭配

（3）按摩疗法：通过专业的按摩手法，促进血液循环，帮助脂肪代谢，缓解肌肉紧张，改善身体线条。常见的有淋巴引流按摩、深层组织按摩等。

（4）塑形产品应用：如使用紧致霜、纤体霜等，这些产品可能含有咖啡因、植物提取物等成分，有助于减少脂肪堆积和水肿，增强皮肤弹性。

（5）运动指导：根据个人身体状况和塑形目标，制订合适的运动计划，包括有氧运动、力量训练和柔韧性训练，以达到减脂增肌、塑造线条的效果。

（6）饮食建议：提供科学合理的饮食方案，控制热量摄入，均衡营养，增加富含蛋白质、膳食纤维食物的摄入，减少高糖、高脂肪食物的摄入。

2. 腰腹部常见问题

在日常生活中，腰腹部问题会对女性的外在美产生一定的负面影响，具体表现为以下几个方面：

（1）身材比例失衡：腰腹部赘肉堆积或肌肉松弛会破坏女性身体的曲线美，导致上下身比例失调，进而影响整体身材的美感。

（2）服装选择受限：突出的腹部或不紧致的腰部线条会限制女性对服装的选择，难以展现时尚与优雅。许多修身、显身材的服装因此难以穿着。

（3）自信心受挫：不满意的腰腹部形态可能导致女性对自己的外貌缺乏自信，在社交场合中感到不安和拘束，从而影响个人魅力的展现。

（4）体态不佳：腰腹部问题可能引发体态改变，如含胸驼背、骨盆前倾等，使女性整体姿态显得不够挺拔和精神。

（5）皮肤问题影响美观：腰腹部的橘皮组织、妊娠纹、皮肤松弛等问题会让皮肤显得粗糙、不光滑，降低整体的美观度。

（6）影响气质形象：不优美的腰腹部线条无法凸显女性的优雅气质，视觉上可能给人慵懒、缺乏活力的印象。

因此，关注并改善腰腹部问题对于提升女性的整体形象和自信心具有重要意义。通过归纳总结，腰腹部的问题主要是以下几个方面：

① 脂肪堆积：这是较为常见的问题，由饮食不规律、缺乏运动、久坐等导致腰腹部脂肪过多，形成赘肉，影响身体线条和美观。

② 肌肉力量不足：长期缺乏锻炼或不良姿势，会使腰腹部肌肉无力，难以支撑脊柱，

增加腰部受伤和疼痛的风险。

③ 腰腹部橘皮是一种常见的皮肤问题,表现为皮肤表面出现类似橘皮的凹凸不平外观。

3. 减肥塑形产品的分类

在减肥塑形护理中,通常会搭配减肥塑形产品以提升护理效果。美容师在选择产品时,应根据顾客的皮肤类型和腰腹部问题进行合理选择。当前美容市场上的减肥塑形产品种类繁多,根据产品的形态,可大致分为以下两大类:

(1) 膏体类

① 减肥霜:一般含有辣椒素、咖啡因等成分,通过刺激皮肤产生温热感,促进局部血液循环,加速脂肪燃烧。但可能会引起皮肤发红、发热、瘙痒等不适,皮肤敏感者须谨慎使用。

② 紧肤霜:这类产品通常富含胶原蛋白、弹性蛋白等成分,旨在增加皮肤的弹性和紧致度,改善减肥导致的皮肤松弛现象。

③ 排水消肿霜:有助于促进淋巴循环,排出体内多余的水分,减轻水肿,使身体线条更加紧致。

④ 中药减肥膏:运用具有祛湿、通络等功效的中药成分,调理身体的代谢功能,辅助减肥。

⑤ 减肥啫喱:主要成分包括咖啡因、植物提取物、辣椒素等,可促进血液循环,减少水分滞留,紧致皮肤。

(2) 液体类

① 减肥精油:由多种植物精油调配而成,涂抹在皮肤上并配合按摩,通过促进血液循环和新陈代谢来辅助减肥。

② 瘦身喷雾:通常含有咖啡因、辣椒素等成分,使用时喷于需要减肥的部位,产生温热感,帮助燃烧脂肪。

③ 燃脂精华液:可能包含能够分解脂肪细胞、紧致肌肤的活性成分,旨在减少局部脂肪堆积和改善皮肤松弛。

注意事项:

这些减肥涂抹类产品的作用效果通常有限,且因个体差异较大。

为确保最佳效果,建议配合以下措施:

① 按摩手法:使用产品时,应配合适当的按摩手法,以促进成分吸收和血液循环。

② 健康生活方式:结合合理的饮食和适量的运动,以增强产品效果。

③ 皮肤测试:使用前应在小面积皮肤上进行测试,以防出现过敏或其他不适反应。

通过科学合理地选择和使用塑形产品,结合专业护理和健康生活方式,可有效提升塑形效果,帮助顾客实现理想的体型目标。

4. 腰腹部问题护理方案设计

美容师通过专业的分析手段,准确地判定出腰腹部问题,根据问题制订好护理计划,选择适宜的产品、材料、仪器设备和技术为顾客进行腰腹部护理操作。通常,不同的问题所选择的产品、搭配的仪器皆有所不同,力求达到最好的效果。

（1）腰腹部减肥塑形

通常腰腹部脂肪堆积过多与营养摄入过多并疏于运动相关,在解决腰腹部问题时,要充分考虑加速脂肪代谢和锻炼局部肌肉的相关因素,因此在选择仪器时通常会选择可以加速局部血液循环,刺激肌肉被动运动的仪器,并配合专业的减脂按摩手法以达到更好的效果,具体各环节如下:

① 表层清洁（根据顾客皮肤类型选择清洁产品）;

② 深层清洁（根据顾客皮肤问题选择深层清洁产品及使用频率）;

③ 仪器护理选择 G5＋法拉第（G5:促进血液循环,增强新陈代谢,燃烧脂肪;法拉第:强化腰腹部肌肉状态,紧实肌肉）达到腰腹部减脂塑形的目的;

④ 腰腹部减肥按摩（根据顾客皮肤类型选择按摩产品）。

⑤ 腰腹部体膜（根据顾客皮肤问题选择产品）。

（2）改善腰腹部橘皮现象

① 表层清洁（根据顾客皮肤类型选择清洁产品）。

② 深层清洁（根据顾客皮肤问题选择深层清洁产品及使用频率）。

③ 身体贾法尼＋真空吸嗫仪/G5＋真空吸嗫仪

贾法尼:利用负极产生软化组织,提高局部循环,提高代谢能力;

真空吸嗫仪:促进血液循环和淋巴循环,提高新陈代谢,加速水分和废弃产物的排出;

G5 按摩仪:促进脂肪细胞燃烧,加速血液循环,促进新陈代谢。

④ 腰腹部按摩（根据顾客腰腹部问题选择按摩产品）。

⑤ 腰腹部体膜（根据顾客皮肤问题选择产品）。

5. 护理操作注意事项

（1）在整个操作过程中注意保护顾客的隐私。

（2）在整个操作过程中注意保持良好的消毒卫生。

（3）在操作前所有应用到的产品应提前做好过敏测试。

（4）在操作中所涉及仪器应提前排除顾客是否存在禁忌证。

（5）在操作仪器前提前测试顾客的皮肤敏感度与感知度。

二、四肢部减肥塑形的概述

1. 四肢部减肥塑形的定义

四肢塑形是指通过一系列方法和手段,对四肢的形态和线条进行优化和塑造,以达到美观、健康和增强功能的目的。

2. 四肢部常见问题和减肥塑形的重要性及四肢塑形产品

（1）四肢常见问题分析

通过对四肢问题的收集、归纳和总结，发现主要问题如下：

① 肌肉发展不均衡

例如，上肢可能出现肱二头肌过度发达而肱三头肌相对薄弱，或者下肢大腿前侧肌肉强壮而后侧肌肉较弱，导致肢体线条不协调。

② 脂肪分布不均

某些部位脂肪堆积较多，如大腿内侧、手臂后侧等，难以通过常规运动有效减少。

③ 水肿问题

特别是下肢，可能由久坐、久站或其他原因带来水分潴留，使四肢看起来肿胀，影响塑形效果。

④ 血液循环不良

久坐、久站会影响血液回流，过度肥胖也会压迫血管，影响血液回流。

（2）四肢减肥塑形的重要性

四肢减肥塑形在健康、心理和外观形象方面具有重要意义：

① 健康方面

a. 降低疾病风险：减少四肢多余脂肪有助于改善血糖和血脂代谢，降低患糖尿病、心血管疾病等慢性疾病的可能性。

b. 减轻关节压力：过重的四肢会增加关节负担，尤其是对膝关节和髋关节，容易引发关节炎等问题。通过减肥塑形，可减轻关节压力，预防关节损伤和疼痛。

② 心理健康方面

拥有匀称、健康的四肢会提升个人自信，改善个人心理状态，减轻焦虑和抑郁情绪，增强社会适应能力。

③ 外观形象方面

优美的四肢线条可增加服装选择的多样性，展现更好的个人形象和气质。

（3）四肢塑形产品的分类

在日常生活中，常见的四肢减肥产品或用品大致可分为以下几类：

① 减肥霜/膏

涂抹在四肢上，其中的成分可促进血液循环、增强脂肪代谢或排水消肿。但效果因人而异，需配合按摩和运动。

② 瘦腿袜/压力袜

对腿部施加一定压力，理论上有助于改善血液循环和减少水肿，但不能真正减少脂肪。

③ 振动按摩仪

用于四肢按摩，声称可以放松肌肉、促进代谢，但单独使用减肥效果有限。

④ 燃脂精油

含有一些被认为能够促进脂肪燃烧的精油成分,须通过按摩吸收,但其实际效果难以确切衡量。

注意事项:这些产品多为辅助工具,不能单纯依赖它们实现四肢减肥目标。健康的饮食控制和适量的运动仍是关键。选择减肥产品时,须谨慎对待夸大宣传的产品,避免遭受不必要的经济损失和带来健康风险。

3. 四肢部问题护理方案设计

在专业美容护理中,美容师须通过专业分析手段,准确判定四肢部问题,并根据问题制订护理计划,选择适宜的产品、材料、仪器设备和技术为顾客进行护理操作。不同问题的护理方案如下:

(1) 四肢部减脂塑形

① 表层清洁(根据顾客皮肤类型选择清洁产品)

② 深层清洁(根据顾客皮肤问题选择深层清洁产品及使用频率)

③ G5＋法拉第(G5:促进血液循环,增强新陈代谢,燃烧脂肪;法拉第:强化四肢部肌肉状态,紧实肌肉,达到减脂塑形目的)

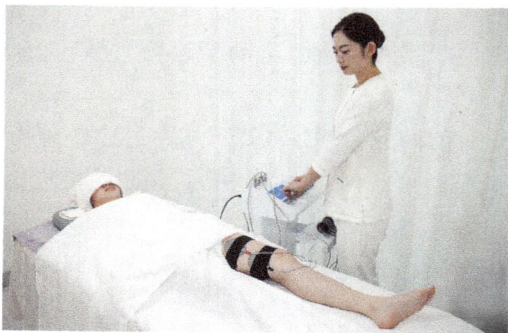

图3-4 身体法拉第电疗仪操作

④ 四肢部减肥按摩(根据顾客皮肤类型选择按摩产品)

⑤ 四肢部体膜(根据顾客皮肤问题选择产品)

(2) 改善四肢部橘皮现象

① 表层清洁(根据顾客皮肤类型选择清洁产品)

② 深层清洁(根据顾客皮肤问题选择深层清洁产品及使用频率)

③ 身体贾法尼＋真空吸啜仪/G5(贾法尼:利用负极产生碱性反应,软化组织,提高局部循环和代谢能力;真空吸啜仪:促进血液循环和淋巴循环,加速水分和代谢废物排出)

④ 四肢部减肥按摩(根据顾客皮肤类型选择按摩产品)

⑤ 四肢部体膜(根据顾客皮肤问题选择产品)

拓 展 学 习

身体贾法尼电疗仪工作原理、作用及禁忌　　贾法尼电疗仪操作技术

（3）改善四肢水肿/血液循环不良

① 表层清洁（根据顾客皮肤类型选择清洁产品）

② 深层清洁（根据顾客皮肤问题选择深层清洁产品及使用频率）

③ G5 ＋真空吸啜仪（G5：促进血液循环，增强新陈代谢；真空吸啜仪：促进血液循环和淋巴循环，加速水分和代谢废物排出）

④ 四肢部减肥按摩（根据顾客皮肤类型选择按摩产品）

⑤ 四肢部体膜（根据顾客皮肤问题选择产品）

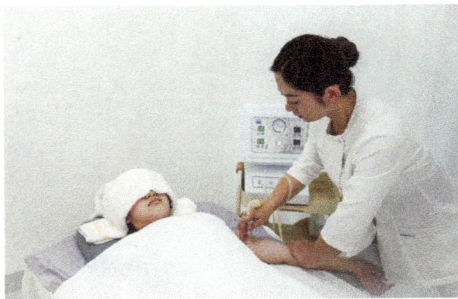

图 3-5　手部真空吸啜仪操作　　　　　图 3-6　真空吸啜仪力强度展示

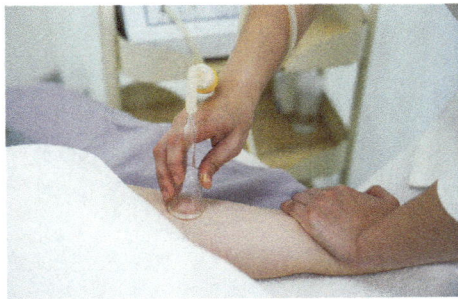

（4）改善四肢部毛囊角质化

① 表层清洁（根据顾客皮肤类型选择清洁产品）

② 深层清洁（根据顾客皮肤问题选择深层清洁产品及使用频率）

③ G5 ＋真空吸啜仪（G5：促进血液循环，增强新陈代谢；真空吸啜仪：促进血液循环和淋巴循环，加速角质层正常脱落）

④ 四肢部减肥按摩（根据顾客皮肤类型选择按摩产品）

⑤ 四肢部体膜（根据顾客皮肤问题选择产品）

4. 护理操作注意事项

（1）在整个操作过程中注意保护顾客的隐私。

（2）在整个操作过程中保持良好的消毒卫生。

（3）操作前，所有应用到的产品须提前进行过敏测试。

（4）操作中涉及的仪器须提前排除顾客是否存在相关疾病史及禁忌证。

（5）操作仪器前，提前测试顾客的皮肤敏感度与感知度。

1.4 工作任务实施

工作任务 1　腰腹部问题的改善

学生工作手册

◆ 工作情景描述

　　美容师凭借专业知识和经验,能够为客户量身定制个性化的腰腹部减肥塑形方案,满足不同客户的独特需求和身体状况。专业操作能够避免不恰当的手法或设备使用导致的身体损伤,保障减肥塑形过程的安全性。同时,通过科学合理的方法,提高减肥塑形效果的显著性和持久性。对于美容师自身而言,可以通过专业操作展示自己的技能和知识,提升自己在行业内的竞争力和声誉,实现个人职业价值。美容师应以专业的服务赢得客户的信任和尊重,为建立长期稳定的客户关系奠定基础,在实践中不断积累经验,发现问题并解决问题,促使自己不断学习和提升专业水平。

◆ 任务情景描述

　　你作为美容师,今日接待了一位女士。顾客姓张,年龄 30 岁,身高 158 厘米,体重60 公斤,职业是办公室文员,已婚已育。顾客自述,因长期久坐办公,腰腹部有脂肪囤积和橘皮的现象。由于平时上班压力大,经常加班,没有时间运动,饮食上喜欢快餐食品。顾客自己在家用过家居类的减肥产品,但是效果并不理想,所以今日到店希望体验一次腰腹部塑形项目。请针对顾客提供的信息,结合专业的判断,制定出一套适合她的操作技术项目。

◆ 学习目标

1. 知识目标

　　(1) 说明腰腹部分析的观察要点。
　　(2) 列出腰腹部减肥塑形护理的操作流程。
　　(3) 归纳腰腹部护理问题仪器搭配方式。

2. 能力目标

　　(1) 能对顾客腰腹部进行要点观察,并正确记录。
　　(2) 能够针对顾客腰腹部问题作出专业判断,并制定合理的护理方案。
　　(3) 能够正确地操作腰腹部减肥塑形护理。

3. 素质目标

　　(1) 强化学生对职业形象和岗位的认同感和敬畏感,激发学生对美与健康事业的热爱,培养学生的审美素养,弘扬健康美学。
　　(2) 培养学生养成吃苦耐劳、细致用心的优良品德和劳动光荣、技能宝贵的意识。
　　(3) 培养学生求真务实、实践创新、精益求精的精神。

◆ 建议学时

4 学时

143

◆ 工作流程与活动

工作活动 1:任务确立(课前自学)

工作活动 2:准备与实施

工作活动 3:评价与总结

工作活动 4:任务拓展

工作活动 1:任务确立

一、活动思考

问题 1:在顾客进行腰腹部减肥塑形技术操作之前,美容师已经完成了哪些准备工作?

_____

_____

_____

问题 2:在为顾客选择仪器种类时,美容师应当考虑到那些因素?

_____

_____

_____

二、工作任务确立

1. 顾客的护理诉求是:面部护理☐　　　身体护理☐

2. 护理操作时需要同时完成的是:

腰腹部问题检测☐　　　腰腹部清洁☐　　　腰腹部深层清洁☐　　　腰腹部仪器

☐　　　腰腹部按摩☐　　　腰腹部体膜☐

3. 护理操作时对清洁结果检查的要求是:

分析问题是否准确☐　　　无颗粒残留☐　　　仪器操作正确☐　　　按摩手法正确

规范☐　　　体膜涂敷规范☐　　　体膜卸除无残留☐

三、技术预习

观看减肥塑形流程操作视频,完成下表:

减肥塑形

操作观察记录表

观察项目	腰腹部塑形	提出问题
操作过程记录		
需记录的其他事项		

工作活动 2：准备与实施

一、活动思考

问题 1：操作减肥塑形仪器之前要做哪些方面的测试？

_____

_____

问题 2：瑞典式按摩与减肥按摩的区别？

_____

_____

二、活动实施

1. 物品准备

按照物品清单准备好清单上的物品，将所需物品放置于推车上，并做好护理前准备。

2. 护理床准备

根据护理需要，准备好铺设物品，规范铺设美容床。

3. 护理仪器准备

根据护理需要，准备护理仪器，规范摆放。

4. 腰腹部塑形操作实施

要求：两位同学组成一个学习小组，分别扮演美容师和顾客的角色，完成操作。

工作活动3：评价与总结

一、操作评价

指标	评价内容	分值	自评	互评	教师
准备工作	美容师仪容仪表准备：包括工作服、工作鞋、头发、指甲、饰品	5			
	工作区域准备（将有关工具、用品进行消毒，并摆放于适当的位置）	2			
	安顿顾客：招呼顾客舒适躺下，保护顾客隐私，准备用品及产品	2			
	确保顾客已卸除首饰	2			
	操作过程符合卫生要求，操作者消毒双手及物品	2			
	产品准备：物品准备齐备；取用产品的工具需要清洁、消毒	2			
身体清洁	根据皮肤类型选择清洁产品及清洁方式	2			
	操作规范流畅、轻柔	5			
	分区部位暴露充分、顾客隐私得以保护	5			
深层清洁	根据皮肤类型和深层清洁的部位选择产品	2			
	操作时以正确的手法进行去角质（操作方向、力度、服帖度、灵活度）	5			
	正确地清除产品（顾客皮肤无残留产品）	5			
	操作结束后皮肤未造成红肿或损害	2			
仪器操作	根据问题正确搭配仪器	5			
	正确测试仪器	5			
	正确测试皮肤	3			
	正确操作仪器	5			
	正确开关机	5			
	能正确回答相关专业问题	5			

指标	评价内容	分值	自评	互评	教师
按摩	按摩基本手法正确	2			
	按摩时手法服帖、力度适中、有韵律	5			
	按摩时姿态正确	2			
体膜	体膜厚薄均匀,边界清晰,刷痕统一	5			
	体膜包裹正确	5			
	体膜卸除无残留	2			
护理后整理	完成身体护理后须保持工作区域物品清洁、整齐	2			
	在指定时间内完成操作	2			
专业素养	整个操作过程中须妥善照顾顾客(保护顾客隐私等)	2			
	整个操作过程中须有良好的消毒意识	2			
	采取正确的沟通方式与顾客进行交流	2			
总分					

二、总结

顾客维护	优点	
	不足	
沟通与表达	优点	
	不足	
产品选择	优点	
	不足	
护理部位暴露	优点	
	不足	
清洁与深层清洁操作技术	优点	
	不足	
仪器操作技术	优点	
	不足	
按摩操作技术	优点	
	不足	
体膜操作技术	优点	
	不足	
整体服务评价	优点	
	不足	

工作活动 4:任务拓展

请查阅资料搜集四肢常见问题的种类和形成原因,完成下表:

	种类	形成原因
四肢问题		

工作任务 2　四肢部问题的改善

学生工作手册

◆ 工作情景描述

美容师专业操作四肢塑形具有多方面的重要性。首先,从美观角度来看,四肢的线条和比例对整体身材美观有着显著影响。通过专业的四肢塑形操作,可以帮助客户改善四肢的形态,使其更加修长、匀称,增强身体的美感和协调性,提升其个人的自信和魅力。其次,在心理层面,当客户看到自己四肢的形态得到改善,会产生积极的心理效应,减轻对身材的焦虑和压力,提升心理健康和生活质量。美容师专业操作四肢塑形不仅能满足客户对美的追求,还有助于促进健康和推动美容行业的进步。

◆ 任务情景描述

今天你在考取高级美容师证时分配到一名中年女性模特。通过顾客自述得知,该女士姓刘,40岁,教师,已婚已育。工作中长期长时间站立,导致下肢水肿,血液循环差,经常手脚发凉。饮食规律,但喜好甜食,日常生活中基本无运动。请根据顾客提供的信息,结合专业的判断,为其制定并实施一套适合她的操作技术项目。

◆ 学习目标

1. 知识目标

(1) 说明四肢部分析的观察要点。
(2) 列出四肢部减肥塑形护理的操作流程。
(3) 归纳四肢部护理问题并制定出仪器搭配的正确方法。

2. 能力目标

(1) 完成顾客四肢部要点观察,并正确记录。
(2) 熟练运用判断方法对顾客四肢部问题作出专业判断,并制定合理的护理方案。
(3) 熟练正确地操作四肢部的塑形护理。

3. 素质目标

(1) 培养学生求真务实、实践创新、精益求精的精神。
(2) 培养学生踏实严谨、吃苦耐劳、追求卓越等优秀品质,使学生成长为心系社会并有时代担当的技术性人才。
(3) 将价值导向与知识传授相融合,在知识传授、能力培养中,弘扬社会主义核心价值观,传播爱党、爱国、积极向上的正能量,培养科学精神。
(4) 强化服务意识,培养学生主动服务他人、关爱他人的意识。树立积极主动沟通的理念,提高沟通表达能力。

◆ 建议学时

4学时

◆ 工作流程与活动

工作活动 1:任务确立(课前自学)
工作活动 2:准备与实施
工作活动 3:评价与总结
工作活动 4:任务拓展

工作活动 1:任务确立

一、活动思考

问题 1:针对腿部水肿哪些仪器有改善作用,为什么?

_____

_____

问题 2:四肢的血液循环不良主要表现在哪些方面?

_____

_____

二、工作任务确立

1. 顾客的护理诉求是:面部护理☐　　身体护理☐

2. 护理操作时需要同时完成的是:

四肢部问题检测☐　　四肢部清洁☐　　四肢部深层清洁☐　　四肢部仪器

☐　　四肢部按摩☐　　四肢部体膜☐

3. 护理操作时对清洁结果检查的要求是:

分析问题是否准确☐　　无颗粒残留☐　　仪器操作正确☐　　按摩手法正确

规范☐　　体膜涂敷规范☐　　体膜卸除无残留☐

三、技术预习

回顾已学的各种减肥塑形仪器操作及按摩手法视频。

工作活动 2:准备与实施

一、活动思考

问题 1:在腿部操作真空吸啜仪时应注意哪些方面?

_____

_____

问题2：为增强护理效果，操作仪器时是否是时间越长越好？

_____

_____

二、活动实施

1. 物品准备

按照物品清单，将所需物品放置于推车上，并做好护理前准备。

2. 护理床准备

根据护理需要，准备好铺设物品，规范铺设美容床。

3. 仪器准备

根据护理需要准备好相关仪器，规范摆放。

4. 四肢部塑形操作实施

要求：两位同学组成一个学习小组，分别扮演美容师和顾客的角色，完成操作。

工作活动3：评价与总结

一、操作评价

指标	评价内容	分值	自评	他评
准备工作	美容师仪容仪表准备：包括工作服、工作鞋、头发、指甲、饰品	5		
	工作区域准备（将有关工具、用品进行消毒，并摆放于适当的位置）	2		
	安顿顾客：招呼顾客舒适躺下，保护顾客隐私，准备用品及产品	2		
	确保顾客已卸除首饰	2		
	操作过程符合卫生要求，操作者消毒双手及物品	2		
	产品准备：物品准备齐备；取用产品的工具需要清洁、消毒	2		
身体清洁	根据皮肤类型选择清洁产品及清洁方式	2		
	操作规范流畅、轻柔	5		
	分区部位暴露充分、顾客隐私得以保护	5		
深层清洁	根据皮肤类型和深层清洁的部位选择产品	2		
	操作时以正确的手法去角质（操作方向、力度、服帖度、灵活度）	5		
	正确地清除产品（顾客皮肤无残留产品）	5		
	操作结束后皮肤未造成红肿或损害	2		

指标	评价内容	分值	自评	他评
仪器操作	根据问题正确搭配仪器	5		
	正确测试仪器	5		
	正确测试皮肤	3		
	正确操作仪器	5		
	正确开关机	5		
	能正确回答相关专业问题	5		
按摩	按摩基本手法正确	2		
	按摩时手法服帖、力度适中、有韵律	5		
	按摩时姿态正确	2		
体膜	体膜厚薄均匀，边界清晰，刷痕统一	5		
	体膜包裹正确	5		
	体膜卸除无残留	2		
护理后整理	完成身体护理后须保持工作区域物品清洁、整齐	2		
	在指定时间内完成操作	2		
专业素养	整个操作过程中须妥善照顾顾客（保护顾客隐私等）	2		
	整个操作过程中须有良好的消毒意识	2		
	采取正确的沟通方式与顾客进行交流	2		

二、总结

顾客维护	优点	
	不足	
沟通与表达	优点	
	不足	
产品选择	优点	
	不足	
护理部位暴露	优点	
	不足	
清洁与深层清洁操作技术	优点	
	不足	
仪器操作技术	优点	
	不足	
按摩操作技术	优点	
	不足	
体膜操作技术	优点	
	不足	

续表

整体服务评价	优点	
	不足	

工作活动 4:任务拓展

请在网络平台(淘宝、小红书或其他)上搜集身体塑形相关的产品,完成下表:

品名	品牌	主要功效	主要成分

模块 4

美体商业项目应用

项目 1　喜马拉雅盐疗 SPA 护理

1.1　工作任务导入

项目 1　工作任务书	
顾客 基本情况	女性,想要体验 SPA 护理。该名顾客为全职妈妈,带一个小孩,每日忙于家务,身心疲劳,睡眠不足
顾客诉求	1. 了解 SPA 项目有哪些 2. 体验一次喜马拉雅盐疗 SPA 护理 3. 经过按摩后,缓解疲劳,舒缓身心
行业企业 基本要求	本项目根据顾客的需求,依据美容师国家职业标准和国际美容师职业标准,要求美容师在对顾客身体皮肤进行分析后,选择适宜的产品和技术,对顾客全身皮肤进行喜马拉雅盐石 SPA 护理专业操作后,使顾客达到缓解疲劳、舒缓身心的效果,满足顾客需求
工作任务 要求	任务要求:明确工作任务书要求,与顾客进行充分沟通,对任务过程所需使用到的产品、工具和技术环节进行护理方案制定,并根据方案进行实际操作。 任务形式:方案设计、方案实施 建议学时: 工作任务　喜马拉雅盐疗 SPA 护理　4 学时
工作标准	美容师国家职业标准(一级) 1. 能根据市场及顾客需求变化改良和研发护理项目及相关技术 2. 能对二级/技师及以下级别人员进行理论培训和技术指导

1.2　任务准备

　　课前请同学们两人一组进行任务实施前准备。确定小组成员名单,确定分工顺序,完成线上资源观摩学习任务,填写任务准备单。

小组成员一姓名	顾客姓名	列举出实施工作任务所需准备的材料和用物:

小组成员二姓名	顾客姓名	列举出实施工作任务所需准备的材料和用物：

1.3　知识准备

一、美容商业项目介绍

在当前疗愈美容的背景下，美容商业项目不仅仅提供了传统的美容技法，而且更加注重整体的身心健康和疗愈体验。这些项目通常结合了高科技的美容仪器、专业的皮肤护理、身体疗愈以及心理舒缓等多种元素，旨在为顾客提供一个全方位的疗愈体验。

美容商业项目是指以提供综合性疗愈美容服务为核心，融合创新技术与专业手法，为顾客打造的个性化的美容体验。这些服务不仅包括传统的面部和身体护理，还扩展到了心灵疗愈和整体健康领域。项目的设计紧跟市场需求，深度挖掘新技术和新方法，同时融入文化背景和审美趋势，满足消费者对于改善外貌、保持肌肤健康、塑造良好形象以及提升生活质量的需求。

在身体护理领域，疗愈美容已成为高端市场的新焦点。SPA 生活美容疗愈作为一种身心护理方式，其结合了传统美容服务与现代疗愈技术，通过各种疗法和环境营造，帮助人们缓解压力、放松身心、促进健康。这种服务模式正成为未来高端美容市场的主要竞争赛道，它不仅关注即时的美容效果，更重视长期的健康和福祉。

疗愈美容的方法也在不断创新，包括但不限于：

1. 个性化服务：通过高科技皮肤检测和个性化产品推荐，为顾客提供个性化定制的美容方案。

2. 科技融合：利用 AI 皮肤分析、机器人设计等技术，提升服务的科技含量和效果。

3. 整体疗愈：结合芳香疗法、音乐疗法、冥想等多种疗愈手段，提供全面的身心护理。

4. 教育与培训：通过线上线下的课程和工作坊，教育消费者如何在家进行自我疗愈和日常护理。

5. 社区互动：建立顾客社区，鼓励分享疗愈经验和美容心得，增强顾客之间的互动和对品牌的忠诚度。

随着疗愈美容市场的不断发展,企业和服务提供者需要不断创新和提升服务质量,以满足消费者对健康、美丽和整体福祉的追求。同时,随着消费者对疗愈服务的认知和接受度的提高,这一市场有望继续扩大,成为美容行业的重要增长点。

二、喜马拉雅盐疗 SPA

1. 喜马拉雅盐疗 SPA 概述

喜马拉雅盐疗是一种利用喜马拉雅盐石进行的健康和疗愈方法。这种盐石来自喜马拉雅山脉,是一种古老的海盐化石,经过数百万年的地壳运动和高温高压形成,富含钠、铁、钙、镁等数十种对人体有益的矿物质和微量元素。在盐疗过程中,人们通常处于一个充满盐颗粒或盐雾的环境中,通过呼吸和皮肤接触吸收这些矿物质。这种疗法被认为可以改善呼吸系统问题,如哮喘和支气管炎,同时有助于缓解压力、放松身心、促进健康和提升生活质量。

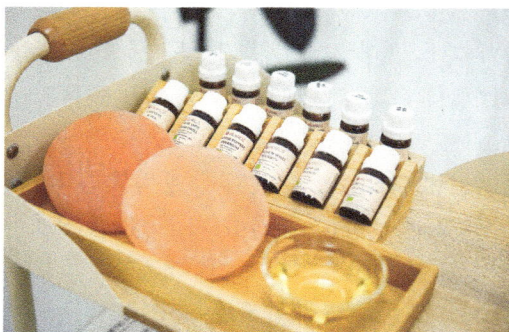

图 4-1 喜马拉雅盐疗护理产品

喜马拉雅盐疗的起源可以追溯到 18 世纪,当时发现在盐矿工作的矿工很少患呼吸道疾病。在第二次世界大战期间,德国恩讷珀塔尔市的居民在废弃的克鲁特盐矿洞中避难,然后他们发现自己的呼吸道疾病得到了显著改善。

近年来,喜马拉雅盐疗已经得到了广泛的应用,包括在医院和美容疗养中的临床应用。随着技术的发展,盐疗设备和方法也在不断进步,使得这种疗法在家庭和公共场所中得以推广使用。

喜马拉雅盐疗在美容领域的应用包括使用盐颗粒进行身体磨砂,以去除老化角质,促进皮肤光滑;在按摩时,将原有的热石疗法和喜马拉雅特质盐石进行结合,而创设出喜马拉雅盐石 SPA;在泡浴中使用,以促进血液循环和排毒;以及作为盐灯,通过释放负离子来净化空气和提供放松的环境。

2. 喜马拉雅盐疗 SPA 的作用

喜马拉雅盐疗被认为对多种健康问题具有潜在的改善作用,尤其在呼吸系统和皮肤护理方面表现出显著效果。此外,它还被认为可以增强免疫系统功能、减轻压力、改善睡眠质量等。然而,尽管盐疗在传统医学中已被广泛应用,其疗效在现代医学领域仍存在一定的争议,需要更多的科学研究来进一步证实和明确其作用机制及适用范围。

喜马拉雅盐疗的主要作用:

(1)改善呼吸系统健康

喜马拉雅盐疗通过释放微小的盐颗粒,有助于减轻呼吸道炎症,缓解咳嗽、气喘、呼吸困难等症状。对于哮喘、慢性支气管炎等呼吸系统疾病患者,盐疗可能具有辅助治疗作用。

(2)清洁与改善皮肤状况

盐具有天然的杀菌和消炎特性,能够深入清洁毛孔内的污垢和油脂,减少痤疮和粉刺的发生。长期使用可使皮肤更加光滑细腻,改善整体皮肤健康。

(3)减轻压力和焦虑

在宁静、舒适的盐疗环境中,盐疗能够帮助使用者放松身心,舒缓紧张的神经,从而减轻压力和焦虑感,提升心理状态。

(4)增强免疫力

盐疗通过促进血液循环和新陈代谢,增强身体的自然防御机制,提高免疫力,使身体更有能力抵抗疾病。

(5)改善睡眠质量

盐疗通过放松身体和大脑,创造更有利于入睡的环境,从而改善睡眠状况,帮助人们更容易进入深度睡眠。

尽管喜马拉雅盐疗在传统医学中被广泛认可,但其在现代医学中的应用仍处于探索阶段。目前的研究表明,盐疗可能对呼吸系统和皮肤健康具有积极影响,但其具体作用机制和适用范围仍需进一步明确。未来,需要更多的临床研究和科学验证来支持盐疗的疗效,以确保其在健康护理中的科学性和有效性。

总之,喜马拉雅盐疗作为一种自然疗法,具有多方面的潜在健康益处,但其应用应结合个体健康状况和专业医疗建议,以实现最佳效果。

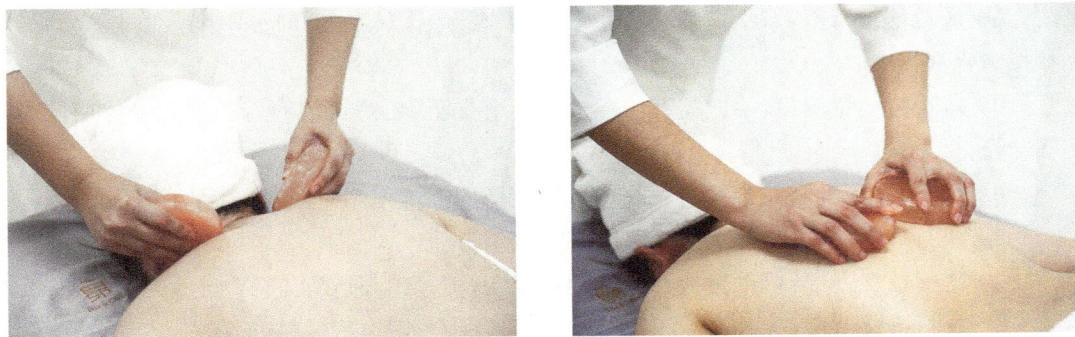

图 4-2　喜马拉雅盐石 SPA 护理流程

3. 喜马拉雅盐疗 SPA 操作流程

（1）喜玛拉雅盐疗背部操作流程

① 顾客沟通：根据接待和咨询礼仪要求，引导顾客进入护理区域，用专业话术告知顾客即将进行的操作和注意事项。

② 环境准备：确保按摩环境安静、整洁、温度适宜。

③ 顾客准备：美容师应按照美容基础护理中所学的顾客准备流程，帮助顾客更衣、铺设美容床，将顾客安顿于美容床上，并时刻关注顾客感受，保护好顾客隐私。

④ 材料准备：根据物品清单，准备好免洗消毒凝胶、酒精瓶、75％消毒用酒精、棉片、按摩油、小玻碗、纸巾、喜马拉雅盐石、预热器等物品。

⑤ 消毒双手：使用免洗消毒凝胶消毒双手。

⑥ 背部按摩准备：暴露需要按摩的背部，利用毛巾做好隐私保护，顾客俯卧位。

⑦ 施油：将按摩油倒于掌心预热，使用按抚法将按摩油均匀施于背部。

⑧ 按抚背部：双手掌由腰骶部向上推至斜方肌，提拉斜方肌向外推展至肩头，包绕肩头滑至身体两侧拉回腰骶部。

⑨ 单侧螺旋打圈：双手掌在身体一侧，交替由腰骶部向上螺旋打圈至斜方肌，叠掌外拉至肩头，包绕肩头滑至身体两侧拉抹返回腰骶部。

⑩ 叠掌揉背部：双手掌在身体一侧重叠，由腰骶部向上掌揉至斜方肌，提拉斜方肌后外拉至肩头，绕肩头滑至身体两侧拉抹返回腰骶部。

⑪ 掌推背部：双手掌从腰骶部开始，沿竖脊肌交替向上推至斜方肌，提拉斜方肌后外拉至肩头，绕肩头滑至身体两侧拉抹返回腰骶部。

⑫ 叠掌推背部：叠掌沿竖脊肌推至斜方肌，提拉斜方肌后外拉至肩头，绕肩头滑至身体两侧拉抹返回腰骶部。

⑬ 按抚背部：双手掌由腰骶部向上推至斜方肌，提拉斜方肌后外拉至肩头，绕肩头滑至身体两侧拉抹返回腰骶部。

⑭ 盐石开背：双手握盐石从腰骶部开始，沿竖脊肌交替向上推至斜方肌，绕肩头滑至身体两侧拉抹返回腰骶部。

⑮ 盐石拧按背部：双手握盐石分别置于身体两侧，双手之间形成相互对抗的力量，拧按背部肌肉。

⑯ 盐石按抚背部：双手握盐石由腰骶部向上推至斜方肌，包绕肩头滑至身体两侧拉回腰骶部。

⑰ 盐石打圈背部：双手握盐石交替由腰骶部向上推至斜方肌，再打圈腰骶部。

⑱ 盐石打圈斜方肌：双手握盐石交替打圈斜方肌。

⑲ 盐石按抚颈部：单手握盐石按抚颈部肌肉，美容师在过程中移动至头位。

⑳ 盐石按抚背部：美容师立于顾客头位，双手从颈部向下按抚至腰骶部，再沿腰侧向上拉至斜方肌并按抚手臂。

㉑ 盐石推肩胛骨缝：双手握盐石，利用盐石侧缘顺肩胛骨内侧缘朝肩胛骨下缘方向交替推按。

㉒ 盐石推脊柱两侧：双手拇指相对，由上至下指推脊柱两侧肌肉，推至腰骶部后换拉抹动作返回。

㉓ 盐石按抚背部：双手从颈部向下按抚至腰骶部，沿腰侧向上拉至腋下，再沿斜方肌向上拉至后发际线处。

（2）喜玛拉雅盐疗腿部操作流程

① 腿部按摩准备：暴露需要按摩的整条腿，将毛巾卷放置于顾客足踝处，使顾客舒适放松。

② 施油：将按摩油倒于掌心预热，使用按抚法将按摩油均匀施于腿部。

③ 按抚腿部：双手从足踝向上按抚至大腿根部，再从大腿两侧包回向下拉抹至足底。

④ 掌推腿部：双手掌从足踝向上沿腿部外侧交替推至大腿根部，再由两侧包回向下拉抹至足底；双手掌从足踝向上沿腿部内侧交替推至大腿根部，再由两侧包回向下拉抹至足底。

⑤ 提拉大腿内侧：双手交替提拉大腿内侧，再由大腿两侧包回向下拉抹至足踝。

⑥ 按抚腿部：双手从足踝向上按抚至大腿根部，再从大腿两侧包回向下拉抹至足底。

⑦ 拿捏腿部：双手依次交替拿捏小腿内侧、大腿内侧、大腿中线、大腿外侧至小腿外侧。

⑧ 按抚腿部：双手从足踝向上按抚至大腿根部，再从大腿两侧包回向下拉抹至足底。

⑨ 盐石按抚腿部：双手握盐石从足踝开始由下至上，再由上至下按抚整个腿部。

⑩ 盐石打圈腿部：双手握盐石从足踝向上打圈至大腿根部，再由大腿根部向下打圈至足踝。

⑪ 盐石按抚腿部：双手握盐石从足踝向上按抚至大腿根部，再从大腿两侧包回向下拉抹至足底。

⑫ 盐石拧按腿部：双手握盐石分别置于身体两侧，双手之间形成相互对抗的力量，拧按腿部肌肉。

⑬ 盐石按抚腿部：双手握盐石从足踝向上按抚至大腿根部，再从大腿两侧包回向下拉抹至足底。

备注：对侧腿部按摩流程按摩动作要求与本侧相同。

（3）喜马拉雅盐石疗法中盐石使用的注意事项

喜马拉雅盐石在操作时需要注意以下几点：

① 安全防护：在搬运和操作盐石时，要佩戴适当的防护装备，如手套，以防盐石尖锐的边缘划伤皮肤。

② 环境湿度：避免在过度潮湿的环境中操作，因为高湿度可能导致盐石吸水溶解。

③ 清洁卫生：使用前确保盐石表面干净，无污垢和杂质。

④ 存放条件：存放盐石时要选择干燥、通风良好的地方，防止盐石受潮变质。

⑤ 加热使用：如果用于加热，要注意控制温度，避免温度过高导致盐石破裂。

⑥ 避免碰撞：小心操作，避免盐石之间以及盐石与其他硬物之间的碰撞，以防损坏。

⑦ 个体过敏：部分人群可能对盐石成分过敏，使用前须留意身体反应，一旦发生过敏情况，及时就医。

喜马拉雅盐石护理流程

4. 喜马拉雅盐石疗法 SPA 禁忌证

喜马拉雅盐石疗法存在一些禁忌情况，包括但不限于以下方面：

（1）皮肤疾病：患有严重的皮肤病，如湿疹处于急性发作期、皮肤溃疡、开放性伤口等，盐石疗法可能会刺激皮肤，加重病情。

（2）心血管疾病：对于不稳定型心绞痛、严重心律失常、未控制的高血压等心血管疾病患者，盐石疗法可能会因温度和压力的变化对心血管系统造成负担。

（3）急性炎症：身体存在急性炎症，如急性关节炎、急性肾炎等，盐石疗法可能会导致炎症扩散。

（4）发热：处于发热状态时，身体的代谢和生理功能已经发生改变，盐石疗法可能会干扰身体的自我调节。

（5）孕妇：孕期身体处于特殊生理状态，盐石疗法的效果和安全性尚不明确，一般不建议使用。

（6）过敏体质：对盐或相关成分过敏者，使用盐石疗法可能会引起过敏反应。

1.4　工作任务实施

工作任务　喜马拉雅盐疗 SPA 护理

学生工作手册

◆ 工作情景描述

喜马拉雅盐石疗愈SPA的服务能让客户在身心上获得极大的放松和愉悦,满足他们对美容护理中身心整体健康的追求,从而显著提高客户的满意度和忠诚度。在美容行业竞争激烈的当下,拥有精湛的喜马拉雅疗愈技能会使美容师在同行中脱颖而出,吸引更多追求高品质护理体验的客户。美容师出色的技能表现可能会吸引合作邀约,例如与其他机构合作开展活动,或者受邀参加相关的培训和讲座,拓展职业发展道路。所以喜马拉雅盐石疗愈SPA的商业价值是非常高的,能给美容师带来强烈的职业成就感和满足感。

◆ 任务情景描述

今天你们店来了一位新顾客,李女士,26岁。该名顾客是全职妈妈,有一个小孩,每日忙于家务,睡眠质量不好。通过小红书查阅到,喜马拉雅盐石疗法有改善效果,故想到店体验。

◆ 学习目标

1. 知识目标

(1) 复述喜马拉雅盐石疗法的定义及作用。
(2) 了解喜马拉雅盐石疗法的禁忌证。

2. 能力目标

能根据顾客问题规范操作喜马拉雅盐疗SPA护理。

3. 素质目标

(1) 让学生体会劳动的价值和意义,培养学生热爱劳动的意识,促使学生不断提升自我专业能力。
(2) 强化服务意识,培养学生主动服务他人、关爱他人的意识。树立积极主动沟通的理念,提高沟通表达能力。

◆ 建议学时

4学时

◆ 工作流程与活动

工作活动1:任务确立(课前自学)
工作活动2:准备与实施
工作活动3:评价与总结

工作活动 1:任务确立

一、活动思考

问题 1:根据对李女士的基本信息的了解,你准备完成哪个部位的操作? 为什么?

_____

_____

问题 2:在给顾客进行项目操作之前,需要准备什么来帮助护理?

_____

_____

二、工作任务确立

1. 客户需要体验的是:面部护理 ☐　　身体护理 ☐

2. 客户需要的是:身体按摩 ☐　　身体分析 ☐　　喜马拉雅盐疗 SPA ☐

3. 客户期待的是:身心放松 ☐　　改善睡眠 ☐

三、技术预习

观看喜马拉雅盐疗 SPA 操作视频,完成下表:

操作观察记录表

观察项目	喜马拉雅盐疗 SPA 操作	提出问题
操作过程记录		

观察项目	喜马拉雅盐疗 SPA 操作	提出问题
需记录的其他事项		

工作活动 2：准备与实施

一、活动思考

问题 1：在正式操作前，美容师应当对盐石做什么预处理？

_____

_____

_____

问题 2：在服务顾客的过程中，有没有什么注意事项？

_____

_____

_____

二、活动实施

1. 物品准备

要求：按照物品清单，将所需物品放置于推车上，并做好护理前准备。

2. 护理床准备

要求：根据护理需要，准备好铺设物品，规范铺设美容床。

3. 喜马拉雅盐疗 SPA 操作

要求：两位同学组成一个学习小组，分别扮演美容师和顾客的角色，完成操作。

工作活动 3：评价与总结

一、操作评价

指标	评价内容	分值	自评	互评	教师
准备工作	美容师仪容仪表准备：包括工作服、工作鞋、头发、指甲、饰品	10			
	工作区域准备（将有关工具、用品进行消毒，并摆放于适当的位置、盐石进行预热）	5			
	安顿顾客：招呼顾客舒适躺下，保护顾客隐私，准备用品及产品	5			
	确保顾客已卸除首饰	5			
	操作过程符合卫生要求，操作者消毒双手及物品	5			
	产品准备：物品准备齐备；取用产品的工具需要清洁、消毒	5			
喜马拉雅盐疗 SPA	盐石取拿方法是否正确	15			
	手法操作正确规范，力度选择适中、沉稳、节奏、频率适宜且有韵律感	15			
	操作过程中按摩者按摩姿势恰当且美观	10			
护理后整理	完成身体护理后须保持工作区域物品清洁、整齐	5			
	在指定时间内完成操作	5			
专业素养	整个操作过程中须妥善照顾顾客（保护顾客隐私等）	5			
	整个操作过程中须有良好的消毒意识	5			
	采取正确的沟通方式与顾客进行交流	5			

二、总结

顾客维护	优点	
	不足	
沟通与表达	优点	
	不足	
物品准备	优点	
	不足	
护理部位暴露	优点	
	不足	
喜马拉雅盐疗操作技术	优点	
	不足	
顾客反馈	优点	
	不足	

项目 2 桧木体雕护理

2.1 工作任务导入

项目 2 工作任务书	
顾客 基本情况	女性,已婚未育,肩颈部肌肉僵硬,下肢血液循环不良,对问题形成原因不清楚,也未进行过桧木体雕相关护理
顾客诉求	1. 了解桧木体雕护理针对哪些问题可以进行改善 2. 体验一次桧木体雕护理 3. 经过护理后,问题有所改善
行业企业 基本要求	本项目根据顾客的需求,依据美容师国家职业标准要求,美容师在对顾客身体进行分析后,选择适宜的产品、技术对顾客的问题进行桧木体雕的具体专业操作,改善顾客健康问题,满足顾客需求。在创新项目设计时需要结合市场热点,发掘新技术、应用新材料,创设出具有特色的美容护理项目
工作任务要求	任务要求:明确工作任务书要求,与顾客进行充分沟通,对任务过程所需使用到的产品、工具和技术环节进行护理方案制定,并根据方案进行实际操作 任务形式:方案制定、方案实施 建议学时: 工作任务 身体桧木体雕护理 4 学时
工作标准	美容师国家职业标准(二级) 1. 能根据护理方案讲解经络护理的原理及功效 2. 能使用擀筋棒等工具进行身体经络的护理操作

2.2 任务准备

　　课前请同学们两人一组进行任务实施前准备。确定小组成员名单,确定分工顺序,完成学习任务,填写任务准备单。

小组成员一姓名	顾客姓名	列举桧木对人体具有哪些功效:

小组成员二姓名	顾客姓名	列举桧木对人体具有哪些功效：

2.3　知识准备

一、桧木体雕概述

1. 桧木体雕的起源与发展

桧木体雕起源于日本，其主要材料桧木是中国台湾的古老树种，也是世界上极为珍贵的植物资源之一，被誉为"神木"。桧木生长于高海拔深山区域，生长周期长，能够积累丰富的植物精气（芬多精），并长时间散发自然的芳香气息。桧木是植物界中含氧量较高的树种之一，具有独特的自然属性。

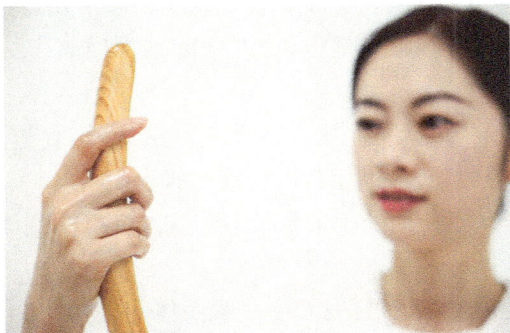

图 4-3　桧木

在日本，桧木被广泛应用于建筑、工艺品制作等多个领域。桧木体雕作为一种新兴的护理方式，是利用桧木制作的体雕棒，结合专业的手法进行身体按摩和塑形。其发展主要得益于人们对健康、美容和身体护理需求的不断增加。随着美容和健康行业的快速发展，桧木体雕逐渐受到更多关注，并成为部分美容院的特色项目。

尽管桧木体雕在实践中被认为可能具有一定的身心舒缓作用，但其具体效果可能因个体差异而有所不同。目前，桧木体雕的科学依据和作用机制仍需进一步研究和验证。因此，在选择桧木体雕服务时，建议消费者选择正规机构和经验丰富的专业技师进行操作,以确保安全性和有效性。

需要强调的是,桧木体雕属于一种辅助性的身体护理方式,不能替代医学治疗。如果身体存在不适或疾病,应及时就医,遵循专业医疗建议。桧木体雕作为一种结合传统材料与现代护理理念的新兴项目,具有一定的应用前景,但其科学性仍需在实践中不断探索和完善。

2. 桧木体雕的定义

桧木体雕是一种以桧木为主要工具,结合特定的按摩手法和技巧,对身体进行深度按摩、塑形和调理的美容保健方法。

桧木质地坚硬,纹理美观,且富含桧木醇、芬多精等有益成分。在体雕过程中,桧木工具能以独特的形状和角度贴合人体曲线,通过施加适当的压力,作用于肌肉、筋膜、淋巴等组织,以达到放松肌肉、改善血液循环、促进新陈代谢、调整体态、塑造身体线条等效果。它不仅注重身体外在形态的改善,还强调通过调理身体内部的机能,达到身心健康和平衡的目的。

3. 桧木体雕的功效

桧木体雕护理对人体有加速代谢、促进排毒的作用,在帮助身体排出废物和毒素的同时可以帮人达到一定的身体塑形效果,因为桧木按摩的力度和面积较大,所以能够让身体得到更深度的放松。在身体护理中,桧木体雕对女性体形改善有很好的效果,通过对实际案例中效果的收集和整理,可以将其功效总结为以下几点:

(1)改善身体线条:通过按摩和推压,可以帮助减少局部脂肪堆积,塑造更紧致、优美的身体轮廓。

(2)促进血液循环:桧木工具的按压和摩擦能扩张血管,促进血液流动,为身体各组织提供充足的氧气和营养物质,有助于代谢废物的排出。

(3)缓解肌肉紧张:针对长期处于紧张状态的肌肉进行深度放松,减轻肌肉酸痛、僵硬和疲劳感。

(4)疏通淋巴系统:促进淋巴液的循环,增强身体的排毒功能,有助于减轻水肿和提高免疫力。

(5)调整体态:纠正不良姿势导致的身体失衡,增强肌肉力量和柔韧性,可以改善斜方肌紧张造成的圆肩驼背等体态问题。

(6)放松身心:舒缓压力,使人感到身心愉悦,减轻焦虑和紧张情绪,提升整体的精神状态。

(7)提升肌肤质感:促进胶原蛋白的生成,增加皮肤弹性,使肌肤更加光滑细腻。

4. 桧木体雕护理使用的工具及产品

桧木体雕使用的主要产品就是各种形状和尺寸的桧木工具,常见的有:

（1）面部雕塑棒：通常较细小，用于面部肌肤的按摩和提拉。

（2）身体雕塑棒：尺寸较大，用于身体各部位的按摩和塑形。

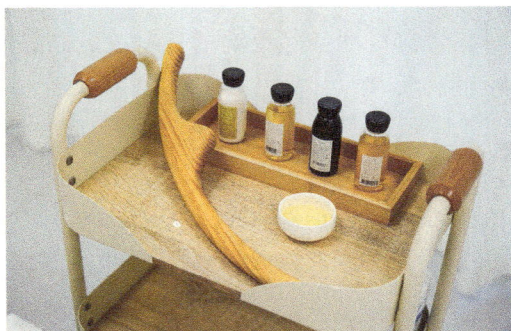

图 4-4　桧木体雕护理产品

小弧形边又称舒适线，适用于上臂、小腿；相当于拇指 2 倍力。

大弧形边又称纤长线，适用于腰部、臀部；相当于拇指 2 倍力。

背部弧形又称修复线，适用于背部、脚底、腿部；相当于拇指 2 倍力。

中间凸点又称能量点，适用于肩胛骨、臀部、腰部；相当于掌根 2 倍力。

顶端点又称强力点，适用于背部、脚底、腰部；相当于拇指 5 倍力。

（3）滚轮式桧木工具：可在身体上滚动，刺激穴位和经络。

此外，可能还会搭配使用一些辅助产品，比如：

① 按摩精油：增加按摩的顺滑度，减少摩擦，同时帮助放松肌肉和促进有益物质的吸收。

② 热毛巾：在按摩前热敷，帮助打开毛孔，放松肌肉。

③ 身体乳或护肤霜：在按摩过程中使用，增强保湿效果，使肌肤更加滋润。

不同的桧木体雕服务提供者可能会根据自身的特色和客户需求，搭配使用不同的辅助产品。

二、桧木体雕护理操作流程

桧木体雕护理流程

1. 准备工作

（1）顾客沟通：根据接待和咨询礼仪要求，引导顾客进入护理区域，用专业话术告知顾客即将进行的操作和注意事项。

（2）环境准备：确保环境安静、整洁、温度适宜。

（3）顾客准备：美容师应按照美容基础护理中所学的顾客准备流程，帮助顾客更衣、铺设美容床，将顾客安顿于美容床上，并时刻关注顾客感受，保护好顾客隐私。

（4）材料准备：根据物品清单，准备好免洗消毒凝胶、酒精瓶、75％消毒用酒精、棉片、按摩精油、体雕棒、小玻碗、纸巾。

2. 俯卧位腿部体雕手法流程

（1）消毒双手：使用免洗消毒凝胶消毒双手。

（2）腿部体雕准备：暴露需要按摩的整条腿，利用毛巾做好隐私保护，在足踝处垫毛巾卷，顾客俯卧位。

（3）消毒足部：使用75％酒精棉片消毒顾客足部皮肤。

（4）施油：将按摩精油倒于掌心预热，涂抹于整个桧木棒，并使用按抚法将按摩精油均匀施于腿部。

（5）用瑞典式按摩手法徒手按摩腿部3—5分钟，促进血液循环，使皮肤温度升高。

（6）双手握住桧木体雕棒用强力点按脚底穴位。

（7）双手握住桧木体雕棒用修复线沿腿部中线从下往上缓慢推动，推至大腿根部，向上用力，向下滑过。

（8）双手握住桧木体雕棒用舒适线寸推小腿部外侧及内侧。

（9）双手握住桧木体雕棒用纤长线从外往内推大腿外侧。

（10）双手握住桧木体雕棒用能量点沿中线从下至上点按腿部中线。

（11）双手握住桧木体雕棒用修复线沿腿部中线从下往上缓慢推动，推至大腿根部，向上用力，向下滑过，放松整个腿部。

3. 俯卧位背部体雕手法流程

（1）背部体雕准备：暴露需要按摩的整个背部，利用毛巾做好隐私保护，在腰部两侧处垫毛巾卷，顾客俯卧位。

（2）施油：将按摩精油倒于掌心预热，涂抹于整个桧木棒，并使用按抚法将按摩精油均匀施于背部。

（3）用瑞典式按摩手法按摩背部3—5分钟，促进血液循环，使皮温升高。

（4）双手握住桧木体雕棒，用修复线从顾客的肩部开始，沿着背部肌肉的走向，以较大的力度和缓慢的速度进行大面积的推动，向下推至腰部。重复多次，帮助放松背部的浅层肌肉。

（5）双手握住桧木体雕棒用能量点点按背部的穴位，如肩井穴、风门穴、肺俞穴、心俞穴等，每个穴位停留数秒，以增强气血循环和调节脏腑功能。

（6）双手握住桧木体雕棒用能量点从风池到斜方肌来回拨动，缓解肩颈肌肉紧张。

（7）双手握住桧木体雕棒用纤长线，沿着腰侧从下至上进行拨动，帮助缓解肌肉紧张和粘连。

（8）双手握住体雕棒用修复线沿着脊柱两侧,轻轻按压,从颈椎一直到尾椎,注意力度适中,不要压迫脊柱。

（9）双手握住桧木体雕棒,用修复线对整个背部进行缓慢而深沉的推动,让顾客的背部肌肉得到深度的放松。

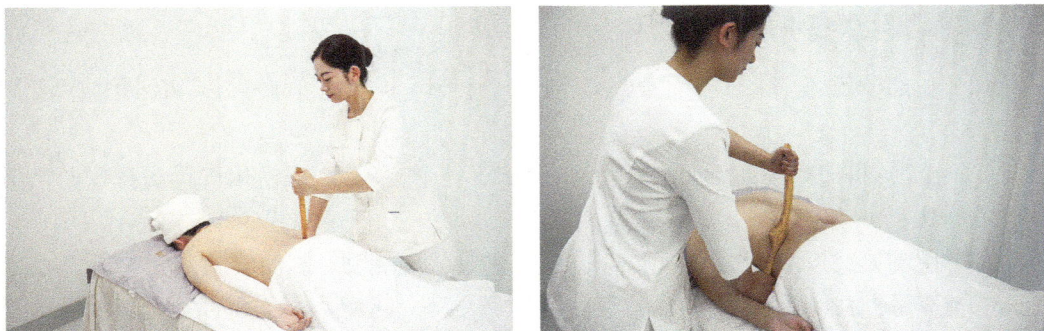

图 4-5　背部体雕手法

4. 俯卧位手部体雕手法流程

（1）手部体雕准备:暴露需要按摩的整个手部,利用毛巾做好隐私保护,顾客俯卧位。

（2）施油:将按摩精油倒于掌心预热,涂抹于整个桧木棒,并使用按抚法将按摩精油均匀施于手部。

（3）用瑞典式按摩手法按摩手部 3—5 分钟,促进血液循环,使皮肤温度升高。

（4）双手握住桧木体雕棒,用修复线由手掌从下至上推至肩头,以轻柔的力度和缓慢的速度,向上进行大面积往返推动,重复数次。

（5）双手握住桧木体雕棒,用修复线由手掌从下至上按压至肩头,手肘处避开。

（6）双手握住桧木体雕棒,用舒适线沿手臂外侧从下往上推动,梳理手臂肌肉。

（7）双手握住桧木体雕棒,用修复线由手掌从下至上推至肩头,以轻柔的力度和缓慢的速度,向上进行大面积往返推动,重复数次,按抚整个手臂。

5. 仰卧位腿部体雕手法流程

（1）腿部体雕准备:暴露需要按摩的整条腿,利用毛巾做好隐私保护,在腘窝处垫毛巾卷,顾客仰卧位。

（2）施油:将按摩精油倒于掌心预热,涂抹于整个桧木棒,并使用按抚法将按摩精油均匀施于腿部。

（3）用瑞典式按摩手法按摩腿部 3—5 分钟,促进血液循环,使皮肤温度升高。

（4）双手握住桧木体雕棒,用修复线沿大腿中线从下往上缓慢推动,推至大腿根部,向上用力,向下滑过。

（5）双手握住桧木体雕棒,用舒适线推大腿外侧。

（6）将顾客腿部屈膝外展,双手握住桧木体雕棒用纤长线从下至上推大腿内侧。

（7）双手握住桧木体雕棒,用修复线沿大腿中线从下往上缓慢推动,推至大腿根部,向上用力,向下滑过,放松整个腿部。

6. 仰卧位腹部体雕手法流程

（1）腿部体雕准备:暴露需要按摩的整个腹部,利用毛巾做好隐私保护,顾客仰卧位。

（2）施油:将按摩精油倒于掌心预热,涂抹于整个桧木棒,并使用按抚法将按摩精油均匀施于腹部。

（3）用瑞典式按摩手法按摩腹部3—5分钟,促进血液循环,使皮肤温度升高。

（4）双手握住桧木体雕棒,用修复线从腹部的下缘开始,以轻柔的力度和缓慢的速度,向上进行大面积往返推动,重复数次。

（5）双手握住体雕棒,以肚脐为中心,用强力点沿着顺时针方向,以适中的力度进行圆周运动的按摩,促进肠胃蠕动。

（6）双手握住桧木体雕棒,用能量点点按中脘、天枢、气海等穴位,每个穴位停留数秒。

（7）双手握住桧木体雕棒,用舒适线沿腰侧从下往上推动,梳理腰侧的肌肉。

（8）双手握住桧木体雕棒,用修复线从腹部的下缘开始,以轻柔的力度和缓慢的速度,向上进行大面积往返推动,按抚整个腹部。

三、桧木体雕棒日常养护

在护理完成以后,桧木棒必须进行正确的养护,不正确的养护方法会缩短桧木体雕棒的使用寿命。在普遍的情况下,很多美容师习惯于用酒精直接擦拭,桧木长期用酒精擦拭会开裂、发黑,从而影响桧木棒的正常使用。正确的养护方式是在护理完成后用热毛巾擦拭干净,然后再用茶树、百里香等杀菌效果较好的精油消毒,再放置于阴凉通风处保存即可。

四、桧木体雕护理注意事项

进行桧木体雕时,需要注意以下事项:

1. 客户评估:在进行桧木体雕之前,要对客户的身体状况进行评估,包括是否有皮肤病、过敏史、伤口、骨折、心脏病、高血压等疾病或特殊情况。对于孕妇、患有严重疾病或处于生理期的女性,应谨慎操作或避免操作。

2. 沟通与反馈:与客户充分沟通,了解其需求和期望,并告知可能的效果和感受。在操作过程中,鼓励客户随时反馈感受,以便调整手法和力度。

3. 环境与卫生:确保操作环境整洁、安静、舒适,温度适宜。桧木工具要保持清洁卫生,定期消毒,防止交叉感染。

4. 力度控制:根据客户的身体状况和承受能力,合理控制桧木工具的按压和推动力度,避免过度用力造成损伤。

5. 操作时间:每次桧木体雕的时间不宜过长,以免引起客户的疲劳或不适。

6. 精油选择:使用合适的按摩精油,避免使用可能导致客户过敏的精油。

7. 后续护理:体雕结束后,告知客户注意休息,适量饮水,避免立即进行剧烈运动或接触寒冷环境。

8. 专业培训:操作人员应接受专业的培训,熟练掌握人体解剖结构、穴位分布和按摩技巧,以确保服务的安全性和有效性。

9. 个体差异:不同客户接受桧木体雕的反应和效果可能存在差异,要有针对性地进行调整和处理。

2.4 工作任务实施

工作任务　身体桧木体雕护理

学生工作手册

◆ 工作情景描述

美容师经过专业学习,能够熟练掌握桧木体雕的正确手法和技巧,确保为顾客提供高质量、安全有效的护理服务,能根据每位客户的身体状况、需求和目标,量身定制桧木体雕护理方案,以达到最佳效果。美容师必须掌握人体结构和生理特点,才能够避免在操作过程中对顾客造成不必要的损伤,降低风险。专业的美容师能够准确地把握力度、角度和节奏,使桧木体雕的作用更深入、更全面,从而更好地实现塑形、放松、促进血液循环等效果。在护理过程中,如果客户出现任何不适或问题,美容师要能够及时发现并采取适当的措施进行处理。

◆ 任务情景描述

今天你接待了一位有下肢肥胖困扰的女性顾客。顾客自述,姓赵,38 岁,全职太太,已婚已育,长期独自照顾小孩和做繁重的家务,非常疲倦,肩颈部肌肉酸痛,长期饮食不规律导致腹部脂肪囤积。请根据顾客提供的信息和你专业的判断,为顾客制定并实施一套适合她的操作项目。

◆ 学习目标

1. 知识目标

(1) 说明身体分析的观察要点。
(2) 记住桧木体雕棒各部位的名称。
(3) 归纳桧木体雕护理的操作程序。

2. 能力目标

(1) 能对顾客进行身体分析要点观察,并正确记录。
(2) 能够对顾客问题作出专业判断,并制定合理的护理方案。
(3) 能够正确地操作桧木体雕护理。

3. 素质目标

(1) 养成良好的职业习惯,培养职业道德,引导学生在服务实践中,诚实守信、尊重服务对象等。
(2) 强化服务意识,培养学生主动服务他人、关爱他人的意识。树立积极主动沟通的理念,提高沟通表达能力。

◆ 建议学时

4 学时

◆ 工作流程与活动

工作活动 1:任务确立(课前自学)
工作活动 2:准备与实施

工作活动 3:评价与总结
工作活动 4:任务拓展

工作活动 1:任务确立

一、活动思考

问题 1:在给顾客进行桧木体雕护理操作之前,是否需要对顾客进行身体分析?

_____

_____

问题 2:在什么情况下,顾客不可以做桧木体雕护理?

_____

_____

二、工作任务确立

1. 顾客的护理诉求是:面部护理☐　　身体护理☐

2. 护理操作时需要同时完成的是:身体问题检测☐　　皮肤清洁☐　　皮肤深层清洁☐　　桧木体雕按摩☐

三、技术预习

观看桧木体雕操作视频,完成下表:

操作观察记录表

观察项目	桧木体雕护理	提出问题
操作过程记录		

续表

观察项目	桧木体雕护理	提出问题
需记录的其他事项		

工作活动 2：准备与实施

一、活动思考

问题 1：桧木体雕棒修复线适用于什么部位？

_____

_____

问题 2：仰卧位小腿是否能用桧木体雕棒操作？为什么？

_____

_____

二、活动实施

1. 物品准备

按照物品清单准备好清单上的物品，将所需物品放置于推车上，并做好护理前准备。

2. 护理床准备

根据护理需要，准备好铺设物品，规范铺设美容床。

3. 桧木体雕护理操作实施

要求：两位同学组成一个学习小组，分别扮演美容师和顾客的角色，完成操作。

工作活动3：评价与总结

一、操作评价

指标	评价内容	分值	自评	他评
准备工作	美容师仪容仪表准备：包括工作服、工作鞋、头发、指甲、饰品	5		
	工作区域准备（将有关工具、用品进行消毒，并摆放于适当的位置）	5		
	安顿顾客：招呼顾客舒适躺下，保护顾客隐私，准备用品及产品	5		
	确保顾客已卸除首饰	3		
	操作过程符合卫生要求，操作者消毒双手及物品	5		
	产品准备：物品准备齐备；取用产品的工具需要清洁、消毒	3		
身体清洁	根据皮肤类型选择清洁产品及清洁方式	3		
	操作规范流畅、轻柔	5		
	分区部位暴露充分、顾客隐私得以保护	5		
深层清洁	根据皮肤类型和深层清洁的部位选择产品	5		
	操作时以正确的手法进行去角质（操作方向、力度、服帖度、灵活度）	5		
	正确地清除产品（顾客皮肤无残留产品）	5		
	操作结束后皮肤未造成红肿或损害	5		
桧木体雕按摩	桧木棒使用手法正确	5		
	按摩时桧木棒使用灵活、动作连贯、力度适中	10		
	按摩时姿态正确	5		
护理后整理	完成身体护理后须保持工作区域物品清洁、整齐	3		
	在指定时间内完成操作	3		
专业素养	整个操作过程中须妥善照顾顾客（保护顾客隐私等）	5		
	整个操作过程中须有良好的消毒意识	5		
	采取正确的沟通方式与顾客进行交流	5		

二、总结

顾客维护	优点	
	不足	
沟通与表达	优点	
	不足	

续表

产品选择	优点	
	不足	
护理部位暴露	优点	
	不足	
桧木体雕护理操作技术	优点	
	不足	
整体服务评价	优点	
	不足	

工作活动 4：任务拓展

请在网络平台（淘宝、小红书或其他）上搜集适合桧木所涉及的护理项目及价格，完成下表：

	项目名称	价格
桧木体雕护理		

项目3 泰式草药球按摩护理

3.1 工作任务导入

项目3 工作任务书	
顾客 基本情况	女性,已婚,肩部肌肉酸痛,长期失眠,辅导孩子功课压力大,对问题形成原因不清楚,也未进行过泰式草药球按摩相关护理
顾客诉求	1. 了解草药球按摩护理针对哪些问题可以进行改善 2. 体验一次草药球按摩护理 3. 经过护理后,现有问题有所改善
行业企业 基本要求	本项目根据顾客的需求,依据美容师国家职业标准和国际美容师职业标准,要求美容师在对顾客身体进行分析后,选择适宜的产品、技术对顾客的问题进行草药球按摩具体专业操作,改善顾客问题,满足顾客需求
工作任务 要求	任务要求:明确工作任务书要求,与顾客进行充分沟通,对任务过程所需使用到的产品、工具和技术环节进行护理方案制定,并根据方案进行实际操作 任务形式:方案制定、方案实施 建议学时: 工作任务 泰式草药球按摩 4学时
工作标准	1. 美容师国家职业标准(二级) (1)能根据护理要求备所需草药球及用品 (2)能用正确的按摩手法操作草药球 (3)能使用正确的方法保养草药球 2. 世界技能大赛标准 (1)能够规范完成双手草药球按摩操作 (2)能够根据顾客需求自编草药球按摩套路

3.2 任务准备

课前请同学们两人一组进行任务实施前准备。确定小组成员名单,确定分工顺序,完成线上资源观摩学习任务,填写任务准备单。

小组成员一姓名	顾客姓名	列举出实施工作任务所需准备的材料和用物:
小组成员二姓名	顾客姓名	列举出实施工作任务所需准备的材料和用物:

3.3　知识准备

一、泰式草药球按摩概述

1. 泰式草药球按摩的起源与发展

泰式草药球按摩是泰国传统医学的重要组成部分,其历史可追溯至数千年前。泰国地处热带季风气候区,植物资源丰富,盛产香茅、姜黄、柠檬草等天然草药。古代泰国人早在 5 000 年前就发现了这些草药的药用价值,并将其应用于医疗和保健。

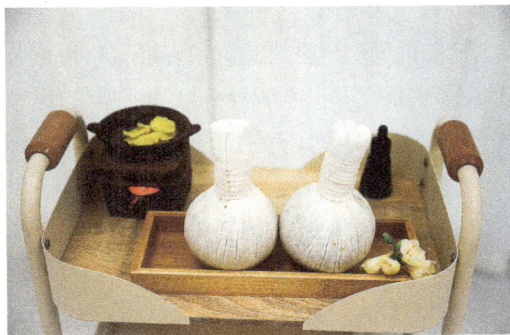

图 4-6　泰式草药球按摩产品

泰式草药球按摩的具体起源时间难以确切考证,但其与泰国传统医学和按摩疗法密切相关。这种疗法被称为"路拔寇"(Luk Pra Kob),意为"泰式草药球热疗",是将多种草药按照古老配方包扎后熏蒸,再用于按摩。其常见成分包括高良姜、樟树结晶、姜黄、柠檬草等,这些草药具有抗炎、抗菌、镇痛等功效。

泰式古法按摩起源于古印度的瑜伽术,由佛陀御医吉瓦库玛巴差(Jivaka Kumar Bhaccha)发明,后随佛教传入泰国。最初,这种按摩法是泰国皇室的专属医疗服务,用于治疗身体劳损。节基王朝一世皇时期,国王将传统医药与按摩知识刻在卧佛寺的大理石和壁廊上,供医者学习研讨。三世皇时期,这些知识被进一步推广至民间。

随着时间的推移,泰式草药球按摩在传统按摩的基础上不断发展。按摩师会根据不同的病症和需求,选择相应的草药配方制作草药球。加热后的草药球通过按压、滚动和揉搓,可以促进血液循环、缓解肌肉紧张、排出体内毒素。现代研究表明,这种疗法对缓解肌肉酸痛、改善血液循环、减轻压力等具有显著效果。

如今,泰式草药球按摩已成为泰国按摩疗法中的特色形式,受到世界各地人们的喜爱。

2. 泰式草药球按摩的定义

泰式草药球按摩是一种融合了泰式按摩手法和天然草药功效的护理方式。它通过将多种具有药用价值的草药,如姜黄、香茅等,包裹在棉布中制成球状物,经过加热后,运用特定的按摩技巧和手法,对人体进行按压、滚揉和推拿。

3. 泰式草药球按摩的功效

泰式草药球按摩旨在促进血液循环、舒缓肌肉紧张、缓解疲劳和压力,同时借助草药的渗透作用,达到驱寒祛湿、放松身心、改善身体机能等效果。

泰式草药球按摩具有以下多种功效:

(1)深度放松:能够有效舒缓全身肌肉的紧张,减轻身体的疲劳感,让人感到身心放松。

(2)促进血液循环:温热的草药球在按摩过程中可以扩张血管,促进血液流动,为身体各组织和器官提供更多的氧气和营养物质。

(3)祛湿排毒:帮助排除体内的湿气和毒素,改善新陈代谢,增强身体的自我修复能力。

(4)缓解疼痛:对于肌肉酸痛、关节疼痛等症状有一定的缓解作用。

(5)改善睡眠:放松身心,减轻压力,有助于提高睡眠质量,让人更容易进入深度睡眠状态。

(6)增强免疫力:促进身体的血液循环和新陈代谢,有助于增强免疫系统的功能,提高身体的抵抗力。

(7)舒缓情绪:草药散发的芳香气味可以舒缓紧张的情绪,减轻焦虑和抑郁,带来愉悦的心情。

(8)滋润肌肤:按摩过程中,草药球中的成分可以滋养肌肤,使其更加光滑细腻。

4. 草药球成分解析

泰式草药球按摩是一种结合了热疗与草药功效的传统疗法,其成分通常包含以下几种常见草药,每种草药都具有独特的性能和功效:

(1)姜黄:具有抗炎、抗氧化作用,能够促进血液循环,减轻疼痛和肿胀。

(2)香茅:可驱虫、抗菌,能缓解肌肉疼痛,改善消化功能。

(3)樟脑:具有镇痛、止痒、消肿的作用,常用于缓解肌肉和关节疼痛。

(4)薄荷:能清凉止痒、消炎止痛,使人感到清爽和放松。

(5)罗勒:具有解痉、止痛、促进消化等功效。

(6)艾叶:温经止血、散寒止痛,可用于调理气血、祛湿。

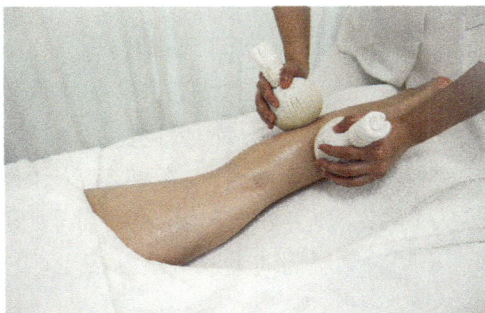

图 4-7　草药球按摩

这些草药的组合和比例可能因不同的配方和制作方法而有所差异,但总体上都是为了达到放松身心、缓解疼痛、促进健康的目的。在使用过程中,通过将药球加热后与皮肤接触,能够迅速打开毛孔,使草药的有效成分渗透至皮层及肌肉,从而舒缓肌肉紧张,促进血液循环,排出体内毒素。

需要注意的是,个人对某些草药成分可能存在过敏反应,如果在使用泰式草药球按摩后出现不适,应及时停止使用并寻求医疗帮助。

二、泰式草药球按摩护理操作流程

泰式草药球护理流程

1. 准备工作

(1)顾客沟通:根据接待和咨询礼仪要求,引导顾客进入护理区域,用专业话术告知顾客即将进行的操作和注意事项。

（2）环境准备：确保环境安静、整洁、温度适宜。

（3）顾客准备：美容师应按照美容基础护理中所学的顾客准备流程，帮助顾客更衣、铺设美容床，将顾客安顿于美容床上，并时刻关注顾客感受，保护好顾客隐私。

（4）材料准备：根据物品清单，准备好免洗消毒凝胶、酒精瓶、75％消毒用酒精、棉片、草药球、加热锅、小玻碗、纸巾。

2. 俯卧位腿部体雕手法流程

（1）消毒双手：使用免洗消毒凝胶消毒双手。

（2）腿部草药球按摩准备：暴露需要按摩的整条腿，利用毛巾做好隐私保护，在足踝处垫毛巾卷，顾客俯卧位。

（3）消毒足部：使用75％酒精棉片消毒顾客足部皮肤。

（4）施油：将按摩精油倒于掌心预热，使用按抚法将按摩精油均匀施于腿部。

（5）用瑞典式按摩手法按摩腿部3—5分钟，促进血液循环，使皮肤温度升高。

（6）将草药球放置在美容师手腕内侧试温，并在顾客足踝内侧试温。

（7）双手握住草药球，从小腿沿着中线按压至大腿根部，力度适中，重复多次。

（8）双手握住草药球在小腿后侧肌肉向上进行滚动按压，重点滚动按压肌肉紧张的部位。

（9）双手握住草药球在大腿后侧肌肉上进行滚动按压，重点滚动按压肌肉紧张的部位。（腘窝处轻轻滑过）

（10）双手握住草药球在小腿上的承山、委中等穴位，停留按压片刻，对穴位进行温热刺激。

（11）双手握住草药球在大腿和小腿后侧进行大面积的轻缓滚动和按压，使腿部肌肉得到深度放松。

3. 俯卧位背部草药球按摩手法流程

（1）背部草药球按摩准备：暴露需要按摩的整个背部，利用毛巾做好隐私保护，在腰部两侧处垫毛巾卷，顾客俯卧位。

（2）施油：将按摩精油倒于掌心预热，使用按抚法将按摩精油均匀施于背部。

（3）用瑞典式按摩手法按摩背部3—5分钟，促进血液循环，使皮肤温度升高。

（4）将草药球放在美容师手腕内侧试温，并在顾客腰侧测试温度。

（5）双手握住草药球，以适中的力度从腰骶部沿着膀胱经从下至上同时按压至斜方肌。重复多次，动作要缓慢而力度均匀。

（6）双手握住草药球在大椎穴、肺俞穴、心俞穴、肝俞穴、肾俞等穴位上停留片刻，施加一定的压力，温热刺激。

（7）双手握住从背部的一侧开始，将草药球横向缓慢滚动至另一侧，覆盖整个背部的宽度。

（8）双手握住草药球，沿着脊柱两侧的膀胱经用草药球以轻柔的力度进行上下推按。

（9）双手握住草药球，在整个背部进行按压和滚动，让顾客的背部肌肉得到深度的放松。

4. 仰卧位腿部草药球按摩手法流程

（1）腿部草药球按摩准备：暴露需要按摩的整条腿，利用毛巾做好隐私保护，在腘窝处垫毛巾卷，顾客仰卧位。

（2）施油：将按摩精油倒于掌心预热，使用按抚法将按摩精油均匀施于腿部。

（3）用瑞典式按摩手法按摩腿部 3—5 分钟，促进血液循环，使皮温升高。

（4）将草药球放置于美容师手腕及顾客足踝内侧试温。

（5）双手握住草药球，以适当的力度从下至上沿腿部内外两侧同时按压至大腿根部，重点按摩肌肉丰厚处。

（6）双手握住草药球，在膝盖周围轻轻画圈按摩，注意力度，不要对膝盖造成过大压力。

（7）双手握住草药球，以适当的力度从下至上沿腿部内外两侧同时滚动按压至大腿根部。

（8）双手握住草药球，对整个腿部进行大面积的轻缓滚动和按压，使腿部肌肉得到充分放松。

5. 仰卧位草药球腹部按摩手法流程

（1）草药球腹部按摩准备：暴露需要按摩的整个腹部，利用毛巾做好隐私保护，顾客仰卧位。

（2）施油：将按摩精油倒于掌心预热，并使用按抚法将按摩精油均匀施于腹部。

（3）用瑞典式按摩手法按摩腹部 3—5 分钟，促进血液循环，使皮肤温度升高。

（4）将草药球放置于美容师手腕内侧和顾客手腕内侧试温。

（5）双手握住草药球，以肚脐为中心，顺时针缓慢地在腹部画大圈进行滚动按摩，从肚脐周围逐渐向外扩展，覆盖整个腹部。

（6）双手握住草药球，在肚脐周围做小圈按摩，逐渐加大范围，力度适中，不要压迫到腹部深层器官。

（7）双手握住草药球，沿腹部中线，从下腹部向上腹部用草药球轻轻推按。

（8）双手握住草药球，移动草药球至腹部两侧的腰部位置，轻轻滚动和按压，促进侧腰部位的血液循环。

（9）双手握住草药球，轻轻拍打整个腹部，帮助放松腹部肌肉。

6. 仰卧位草药球手部按摩手法流程

（1）草药球手部按摩准备：暴露需要按摩的整个手部，利用毛巾做好隐私保护，顾客仰卧位。

（2）施油：将按摩精油倒于掌心预热，使用按抚法将按摩精油均匀施于手部。

（3）用瑞典式按摩手法按摩手部3—5分钟，促进血液循环，使皮肤温度升高。

（4）将草药球放置于美容师和顾客的手腕内侧试温。

（5）单手握住草药球围绕手腕关节，用草药球轻轻按压和旋转按摩。

（6）双手握住草药球，从下至上依次滚动手臂外侧及内侧。

（7）双手握住草药球，在滚动过程中可针对曲池、手三里等穴位用草药球稍作停留按压。

（8）双手握住草药球，对整个手臂进行大面积的轻柔滚动和按压，使手臂肌肉充分放松。

三、草药球日常养护

在护理完成以后，必须对草药球进行正确的养护，以下是草药球正确的日常养护方法。

1. 存放环境

应将草药球存放在干燥、通风良好的地方，避免潮湿导致草药发霉。避免阳光直射，防止草药的成分和功效受到影响。

2. 清洁

使用后，如果草药球表面有残留的油脂或污垢，可用干净的湿布轻轻擦拭，避免用水直接冲洗，以免草药球受潮。

3. 定期晾晒

每隔一段时间，将草药球放在阳光下晾晒一小会儿，以去除可能存在的湿气，但注意不要暴晒。

4. 密封保存

如果不使用，将草药球放入密封袋或密封容器中，以防止香气散失和外界污染。

5. 检查

定期检查草药球的外观，查看是否有草药散落、变质或出现异味。

6. 避免挤压

存放时避免重物挤压,防止草药球变形。

7. 单独存放

不要将草药球与其他有强烈气味或可能污染草药球的物品存放在一起。

8. 更换

根据使用频率和草药球的状态,适时更换新的草药球,以保证按摩效果和卫生。

四、草药球按摩护理注意事项

进行草药球按摩时,需要注意以下事项:

1. 了解顾客是否有皮肤疾病、过敏史及高血压、心脏病、糖尿病等慢性疾病,以及是否处于孕期、生理期等特殊时期。对于有皮肤破损、炎症或感染的部位,应避免进行草药球按摩操作。

2. 确保草药球加热到适当的温度,既要有温热感以达到按摩效果,又不能过热以免烫伤皮肤。在使用前,美容师应先在自己的皮肤上测试温度。

3. 与顾客保持良好的沟通,告知其按摩过程中的感觉和可能出现的反应。鼓励顾客及时反馈疼痛、不适或其他异常感受。

4. 根据顾客的身体状况和耐受程度调整按摩的力度,避免过度用力造成损伤。

5. 合理安排按摩时间,不宜过长或过短,以保证既能达到放松和治疗效果,又不会让顾客感到疲劳。

6. 每次使用后,对草药球进行清洁和消毒处理,以防止出现交叉感染,确保按摩环境的整洁和卫生。

7. 注意顾客是否对草药球中的草药成分过敏,如出现过敏症状(如皮肤红肿、瘙痒等),应立即停止按摩并采取相应的处理措施。

8. 按摩结束后,建议顾客适当休息,多喝温水,以促进身体代谢和恢复。

9. 患有急性疾病、发热、恶性肿瘤等的人群不宜进行草药球按摩。

3.4 工作任务实施

工作任务　泰式草药球按摩

学生工作手册

◆ 工作情景描述

美容师经过专业培训,要能够熟练掌握草药球按摩的正确手法和力度,确保按摩达到最佳效果。美容师可根据每位顾客不同的身体状况、需求和偏好,调整按摩的重点部位、力度和节奏,提供个性化的服务,满足顾客的特定需求。美容师必须掌握人体解剖学和经络腧穴相关知识,能够在按摩过程中避免对敏感部位或受伤区域造成伤害,保障顾客的安全。专业的服务态度、细致的沟通和贴心的关怀,能够为顾客营造一个放松、愉悦的氛围,提升整体的按摩体验,增加顾客的满意度和忠诚度。

◆ 任务情景描述

作为一名美容师,你今天接待了一名顾客。顾客自述,姓张,38岁,家庭主妇,全职妈妈,因长期独自照顾小孩和繁重的家务而感到非常疲倦。肩颈部肌肉酸痛,辅导孩子功课导致压力过大,经常失眠。请根据顾客提供的信息和你专业的判断,为顾客提供一套适合她的操作和技术项目。

◆ 学习目标

1. 知识目标

(1) 说明身体分析的观察要点。
(2) 记住各部位重要穴位名称。
(3) 复述草药球按摩护理的操作程序。

2. 能力目标

(1) 能对顾客进行身体分析要点观察,并正确记录。
(2) 运用专业能力判断顾客问题并作出专业判断,制定合理的护理方案。
(3) 完成草药球按摩护理。

3. 素质目标

(1) 养成良好的职业习惯,塑造职业道德,引导学生在服务实践中,诚实守信、尊重服务对象等。
(2) 强化服务意识,培养学生主动服务他人、关爱他人的意识。树立积极主动沟通的理念,提高沟通表达能力。

◆ 建议学时

4学时

◆ 工作流程与活动

工作活动1:任务确立(课前自学)
工作活动2:准备与实施
工作活动3:评价与总结

工作活动 4:任务拓展

工作活动 1:任务确立

一、活动思考

问题 1:草药球为什么需要预热?

_____

_____

_____

问题 2:背部重要穴位有哪些?

_____

_____

_____

二、工作任务确立

1. 顾客的护理诉求是:面部护理□　　身体护理□

2. 护理操作时需要同时完成的是:身体问题检测□　　皮肤清洁□　　皮肤深层清洁□　　草药球按摩□

三、技术预习

观看草药球按摩操作视频,完成下表:

操作观察记录表

观察项目	草药球按摩护理	提出问题
操作过程记录		

续表

观察项目	草药球按摩护理	提出问题
需记录的 其他事项		

工作活动 2：准备与实施

一、活动思考

问题 1：腹部操作时应注意哪些问题？

_____

_____

问题 2：草药球按摩护理完成后如何正确清洁草药球？

_____

_____

_____

二、活动实施

1. 物品准备

按照物品清单准备好物品，将所需物品放置于推车上，并做好护理前准备。

2. 护理床准备

根据护理需要，准备好铺设物品，规范铺设美容床。

3. 草药球按摩护理操作实施

要求：两位同学组成一个学习小组，分别扮演美容师和顾客的角色，完成操作。

工作活动 3：评价与总结

一、操作评价

指标	评价内容	分值	自评	互评	教师
准备工作	美容师仪容仪表准备：包括工作服、工作鞋、头发、指甲、饰品	5			
	工作区域准备（将有关工具、用品进行消毒，并摆放于适当的位置）	5			
	安顿顾客：招呼顾客舒适躺下，保护顾客隐私，准备用品及产品	5			
	确保顾客已卸除首饰	3			
	操作过程符合卫生要求，操作者消毒双手及物品	5			
	产品准备：物品准备齐备；取用产品的工具需要清洁、消毒	3			
身体清洁	根据皮肤类型选择清洁产品及清洁方式	3			
	操作规范流畅、轻柔	5			
	分区部位暴露充分、顾客隐私得以保护	5			
深层清洁	根据皮肤类型和深层清洁的部位选择产品	5			
	操作时以正确的手法去角质（操作方向、力度、服帖度、灵活度）	5			
	正确地清除产品（顾客皮肤无残留产品）	5			
	操作结束后皮肤未造成红肿或损害	5			
草药球按摩	草药球使用方法正确	5			
	按摩时草药球使用灵活、动作连贯、力度适中	10			
	按摩时姿态正确	5			
护理后整理	完成身体护理后须保持工作区域物品清洁、整齐	3			
	在指定时间内完成操作	3			
专业素养	整个操作过程中须妥善照顾顾客（保护顾客隐私等）	5			
	整个操作过程中须有良好的消毒意识	5			
	采取正确的沟通方式与顾客进行交流	5			
总分					

二、总结

顾客维护	优点	
	不足	
沟通与表达	优点	
	不足	
产品选择	优点	
	不足	
护理部位暴露	优点	
	不足	

草药球按摩护理 操作技术	优点	
	不足	
整体服务评价	优点	
	不足	

工作活动 4：任务拓展

请通过查询资料，收集可制作草药球的中草药种类及作用，完成下表：

	中草药名称	作用
草药球护理		